Krishna Kripal
Aiswarya Dileep

Zintegrowana medycyna i periodontologia

Krishna Kripal
Aiswarya Dileep

Zintegrowana medycyna i periodontologia

Wydawnictwo Bezkresy Wiedzy

Imprint

Cover image: www.ingimage.com

Publisher:
Wydawnictwo Bezkresy Wiedzy
is a trademark of
International Book Market Service Ltd., member of OmniScriptum Publishing Group
17 Meldrum Street, Beau Bassin 71504, Mauritius

Printed at: see last page
ISBN: 978-620-2-44638-9

Zintegrowana medycyna i periodontologia

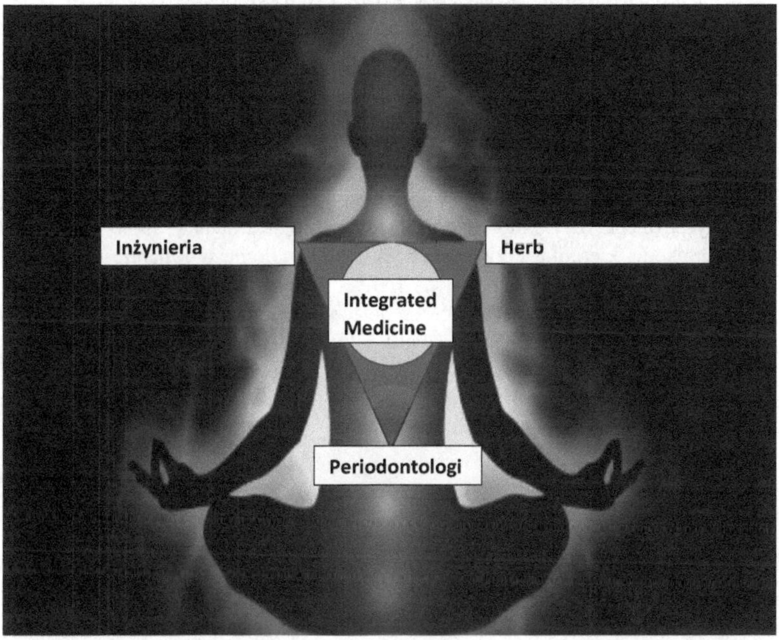

DR. KRISHNA KRIPAL

DR. AISWARYA DILEEP

RAJARAJESWARI DENTAL COLLEGE I SZPITAL.

BANGALORE, INDIE.

***Corresponding author Aiswarya Dileep:** Katedra periodontologii, szkoła i szpital stomatologiczny Rajarajeswari, Bangalore, Indie; e-mail: dileepaiswarya438@gmail.com

ROLA MEDYCYNY ZINTEGROWANEJ W PERIODONTOLOGII

Profesor Krishna Kripal. B Sc, BDS, MDS, FAGE Ukończył College of Dental Surgery, Mangalore, Indie, w 1995 r. Ukończył studia magisterskie w zakresie periodontologii w M R Ambedkar Dental College oraz w szpitalu, Bengaluru, Indie, w 2001 r. Ma na swoim koncie kilka publikacji w indeksowanych czasopismach krajowych i międzynarodowych, a także przyczynił się do powstania materiału regeneracyjnego kości ziołowych. Jest jednym z autorów opracowania ziołowego materiału regeneracyjnego kości, który został opatentowany i opublikowany w "Gazette of India". Dr. Aiswarya Dileep ukończył College of Dental Sciences Davangere, Karnataka, Indie oraz studia magisterskie na kierunku Periodontologia i Implantologia w Rajarajeswari Dental College and Hospital, Bangalore, Indie. Wygłaszała referaty na różnych krajowych i międzynarodowych konferencjach, które zostały uznane i wyróżnione nagrodami. Jest aktywnie zaangażowana w wiele projektów badawczych. Ma na swoim koncie wiele publikacji w różnych krajowych i międzynarodowych czasopismach indeksowanych. Jest jednym z autorów opracowania ziołowego materiału regeneracyjnego kości, który został opatentowany i opublikowany w "Gazette of India".

***Corresponding author Aiswarya Dileep:** Katedra periodontologii, szkoła i szpital stomatologiczny Rajarajeswari, Bangalore, Indie; e-mail: dileepaiswarya438@gmail.com

MDS

Profesorze, HOD.

Zakład Periodontologii

Oxford Dental College and Hospital, Bangalore.

Medycyna zintegrowana i periodontologia przyciąga większość badaczy już za kilka dni. Leki alternatywne związane z periodontologią, takie jak inżynieria wewnętrzna i leki ziołowe, były szeroko stosowane w tych dekadach.

Starożytny indyjski system opieki zdrowotnej koncentrował się na poglądach na człowieka i jego chorobę i skupiał się na leczeniu tych chorób poprzez tradycyjne i naturalne systemy lecznicze, indyjskie produkty naturalne pochodzące z tradycyjnych roślin leczniczych, które są zgłaszane w klasycznych tekstach, takich jak Ayurveda i Charaka Samhita, przyczyniły się do "boomu" w odkrywaniu leków. Ajurweda ma na celu zapewnienie zdrowego umysłu i zdrowego ciała nie tylko poprzez zapewnienie leczenia chorób, ale również opracowanie prawidłowych bilansów i metod utrzymania zdrowia. Ajurweda próbuje skorygować wyważone układy cielesnych humorów i przywrócić warunki równowagi poprzez zastosowanie wszelkich zasobów duchowych i materialnych, jakimi dysponuje człowiek".

Rośliny lecznicze są potencjalnymi odnawialnymi zasobami naturalnymi i ogólnie uważa się, że odgrywają one korzystną rolę w opiece zdrowotnej. Leki ziołowe mają ogromny zakres w różnych dziedzinach medycyny i stomatologii. Przy zwiększonej świadomości, stosowanie leków ziołowych zyskało na znaczeniu w ostatnich latach. Leki ziołowe mogą być stosowane w leczeniu wielu dolegliwości zdrowotnych, takich jak cukrzyca, choroby serca, problemy skórne, alergie i problemy z oddychaniem. Zioła mogą również pomóc uporać się z problemem otyłości, a także promować dobre zdrowie. Istnieje szereg korzyści związanych ze stosowaniem ziołowych produktów leczniczych w przeciwieństwie do produktów farmaceutycznych.

Z ogromną przyjemnością pozwolę sobie pogratulować mojej współczesnej i dobrej przyjaciółce Prof. Dr. Krishnie Kripal za jego wkład w tę książkę i mojej ukochanej uczennicy Dr. Aiswarya Dileep. Życzę Dr. Krishnie Kripal i Dr. Aiswarya Dileep wszystkiego dobrego i oczekuję dużo więcej wkładu w Periodontologię.

***Corresponding author Aiswarya Dileep:** Katedra periodontologii, szkoła i szpital stomatologiczny Rajarajeswari, Bangalore, Indie; e-mail: dileepaiswarya438@gmail.com

DR. ANIRBHAN CHATTERJEE

UZNANIE

Jesteśmy wdzięczni naszym studentom za dostarczenie nam cennych informacji i zapytań związanych z niniejszą e-bookiem. Ja, dr Aiswarya Dileep, jestem wdzięczny moim rodzicom, panu M. Dileepowi Kumarowi Raji, pani A. Lini, panu Sobhachandranowi, pani Prabhakumari, mojemu mężowi, panu Adarshowi i mojemu bratu, panu Ananthu Dileepowi i mojej babci za stałe wsparcie w pisaniu tej e-booka.
Pragniemy podziękować i wyrazić naszą wielką wdzięczność Dr Gautham Shetty, Dr. Balaji, Dr. Girish, Dr. Anuroopa. P, Dr. Senthil Rajan, Dr. Nikitha Mohan za pomoc w napisaniu kilku rozdziałów w tym e-booku. Jesteśmy bardzo wdzięczni wydawnictwu prasowemu Scholar's Press za umożliwienie nam rozpowszechniania tej wiedzy wśród wszystkich studentów, studentów medycyny dentystycznej, a w szczególności lekarzy dentystów i pracowników naukowych w formie książki elektronicznej.

Jesteśmy bardzo wdzięczni różnym źródłom, które są wykorzystywane jako formacja
do wypełniania luk w wiedzy: i są wymieniane w różnych miejscach Nie uznając tych naszych zobowiązań wobec społeczeństwa i nauki nie zostaną zakończone i powinniśmy uczyć się i dzielić wiedzą od wszystkich i ze wszystkich zasobów Nasz Pranam' do mistrza, który nauczał ludzkość miłości i uczuć.

Prof. dr Krishna Kripal.

Dr. Aiswarya Dileep.

***Corresponding author Aiswarya Dileep:** Katedra periodontologii, szkoła i szpital stomatologiczny Rajarajeswari, Bangalore, Indie; e-mail: dileepaiswarya438@gmail.com

LISTA UCZESTNIKÓW

DR. KRISHNA KRIPAL

PROFESOR

ODDZIAŁ PERIODONTOLOGII

RAJARAJESWARI DENTAL COLLEGE I SZPITAL,

RAMAHOLLI CROSS, MYSORE ROAD,

BENGALURU-560074

DR. AISWARYA DILEEP

ODDZIAŁ PERIODONTOLOGII

RAJARAJESWARI DENTAL COLLEGE I SZPITAL.

RAMAHOLLI CROSS, MYSORE ROAD

BENGALURU-560074

DR. ANUROOPA. P

READER

ODDZIAŁ PERIODONTOLOGII

RAJARAJESWARI DENTAL COLLEGE I SZPITAL.

RAMAHOLLI CROSS, MYSORE ROAD

BENGALURU-560074

DR. SENTHIL RAJAN

READER

ODDZIAŁ PERIODONTOLOGII

RAJARAJESWARI DENTAL COLLEGE I SZPITAL.

***Corresponding author Aiswarya Dileep:** Katedra periodontologii, szkoła i szpital stomatologiczny Rajarajeswari, Bangalore, Indie; e-mail: dileepaiswarya438@gmail.com

RAMAHOLLI CROSS, MYSORE ROAD

BENGALURU-560074

DR. ANIRBHAN CHATTERJEE

PROFESOR I HOD.

ODDZIAŁ PERIODONTOLOGII

RAJARAJESWARI DENTAL COLLEGE I SZPITAL.

RAMAHOLLI CROSS, MYSORE ROAD

BENGALURU-560074

DR. GAUTHAM SHETTY

PROFESOR I HOD.

WYDZIAŁ PROTETYKI

RAJARAJESWARI DENTAL COLLEGE I SZPITAL.

RAMAHOLLI CROSS, MYSORE ROAD

BENGALURU-560074

DR. GIRISH H.C.

PROFESOR I HOD.

ODDZIAŁ PATOLOGII JAMY USTNEJ I MIKROBIOLOGII

RAJARAJESWARI DENTAL COLLEGE I SZPITAL.

RAMAHOLLI CROSS, MYSORE ROAD

BENGALURU-560074

DR. BALAJI.P.

PROFESOR I HOD.

ODDZIAŁ MEDYCYNY JAMY USTNEJ I RADIOLOGII

***Corresponding author Aiswarya Dileep:** Katedra periodontologii, szkoła i szpital stomatologiczny Rajarajeswari, Bangalore, Indie; e-mail: dileepaiswarya438@gmail.com

RAJARAJESWARI DENTAL COLLEGE I SZPITAL.

RAMAHOLLI CROSS, MYSORE ROAD

BENGALURU-560074

DR. NIKITHA MOHAN V.J.

DEPARTAMENT STOMATOLOGII ZDROWIA PUBLICZNEGO

RAJARAJESWARI DENTAL COLLEGE I SZPITAL.

RAMAHOLLI CROSS, MYSORE ROAD

BENGALURU-560074

DR. C KAVITA

ODDZIAŁ PERIODONTOLOGII

RAJARAJESWARI DENTAL COLLEGE I SZPITAL.

RAMAHOLLI CROSS, MYSORE ROAD

BENGALURU-560074

DR. MANJUNATH S.M.

ODDZIAŁ PERIODONTOLOGII

RAJARAJESWARI DENTAL COLLEGE I SZPITAL.

RAMAHOLLI CROSS, MYSORE ROAD

BENGALURU-560074

***Corresponding author Aiswarya Dileep:** Katedra periodontologii, szkoła i szpital stomatologiczny Rajarajeswari, Bangalore, Indie; e-mail: dileepaiswarya438@gmail.com

SPIS TREŚCI

***Corresponding author Aiswarya Dileep:** Katedra periodontologii, szkoła i szpital stomatologiczny Rajarajeswari, Bangalore, Indie; e-mail: dileepaiswarya438@gmail.com

***Corresponding author Aiswarya Dileep:** Katedra periodontologii, szkoła i szpital stomatologiczny Rajarajeswari, Bangalore, Indie; e-mail: dileepaiswarya438@gmail.com

WPROWADZENIE I TŁO HISTORYCZNE

Krishna Kripal1, Aiswarya Dileep*1,
1Oddział Periodontologii, Kolegium Stomatologiczne i Szpital Rajarajeswari, Bangalore, Indie

Streszczenie: Medycyna umysłu i ciała skupia się na interakcjach między mózgiem, umysłem, ciałem i zachowaniem oraz na potężnych sposobach, w jakie czynniki emocjonalne, psychiczne, społeczne, duchowe i behawioralne mogą bezpośrednio wpływać na zdrowie. Uważa za podstawowe podejście, które szanuje i zwiększa zdolność każdej osoby do samowiedzy i samoopieki oraz podkreśla techniki, które są ugruntowane w tym podejściu i jest to najstarsza i najbardziej naturalna metoda osiągania zdrowego i wolnego od chorób życia.

Słowa kluczowe: Joga, medycyna ziołowa, zdrowie.

YOGA

"Zdrowie jest stanem pełnego komfortu fizycznego, psychicznego i społecznego, a nie tylko brakiem choroby lub niepełnosprawności - ZDROWIE ŚWIATA ORGANIZACJA".

Dobrze - bycie zostało zdefiniowane z trzech perspektyw: braku negatywnych warunków, przewagi pozytywnych atrybutów i dążenia do satysfakcji życiowej.

"Wolałbym znać osobę, która ma chorobę, niż chorobę, którą ma." Hipokrates

"Zdrowie to nie tylko bycie wolnym od chorób. Zdrowie jest wtedy, gdy każda komórka w twoim ciele odbija się z radością" - Sadhguru

Joga, to sanskrytowe słowo ze średnią lub łączyć się razem, a ostatecznym celem jest wyzwolenie (Ankerberg i Weldon, 1996).

***Corresponding author Aiswarya Dileep:** Katedra periodontologii, szkoła i szpital stomatologiczny Rajarajeswari, Bangalore, Indie; e-mail: dileepaiswarya438@gmail.com

Pathanjali, ojciec 3000 letniej indyjskiej nauki jogicznej dzieli jogę na 8 dyscyplin.

1. yama (zachowania społeczne)

2. Niyama (dyscyplina wewnętrzna)

3. Asana (postawy jogi)

4. Pranajama (kontrola oddechu)

5) pratyahara (kontrola nad zmysłem ludzkim)

6. Dharana (stężenie) 7. Dhyana (medytacja)

8. Samadhi (błogość). Wspólne formy jogi, które są praktykowane obejmuje asany, pranajamę i medytację (Madanmohan, 2011).2 Joga jest wolnym od narkotyków naturalnym środkiem zaradczym, który odmładza i wzmacnia układ odpornościowy jednostki, co prowadzi do ogólnego stanu zdrowia systemu, który obejmuje zdrowie przyzębia.

INNER ENGINEERING to nic innego jak **MEDYCZNA MEDYCZNA MIND-BODY.**

Medycyna umysłu i ciała skupia się na interakcjach między mózgiem, umysłem, ciałem i zachowaniem oraz na potężnych sposobach, w jakie czynniki emocjonalne, psychiczne, społeczne, duchowe i behawioralne mogą bezpośrednio wpływać na zdrowie. Uważa za podstawowe podejście, które szanuje i zwiększa zdolność każdej osoby do samowiedzy i samoopieki oraz podkreśla techniki, które są ugruntowane w tym podejściu i jest to najstarsza i najbardziej naturalna metoda osiągania zdrowego i wolnego od chorób życia.

Definicja

Medycyna umysłu i ciała zazwyczaj koncentruje się na strategiach interwencyjnych, które są uważane za promujące zdrowie, takich jak relaks, hipnoza, obrazy wizualne, medytacja, joga, biofeedback, tai chi, qi gong, terapie poznawczo-behawioralne, wsparcie grupowe, szkolenie autogeniczne i duchowość. Dziedzina ta postrzega chorobę jako szansę na rozwój osobisty i transformację, a podmioty świadczące usługi zdrowotne jako katalizatory i przewodniki w tym procesie.

Interwencje typu umysł-ciało stanowią większą część ogólnego wykorzystania CAM przez społeczeństwo. W 2002 roku techniki umysł-ciało, w tym techniki relaksacyjne, medytacja, obrazowanie z przewodnikiem, biofeedback i hipnoza, były wykorzystywane przez około 17 procent dorosłej populacji Stanów

***Corresponding author Aiswarya Dileep:** Katedra periodontologii, szkoła i szpital stomatologiczny Rajarajeswari, Bangalore, Indie; e-mail: dileepaiswarya438@gmail.com

Zjednoczonych. Modlitwa była wykorzystywana przez 45 procent populacji z powodów zdrowotnych.

Kontekst

Koncepcja, że umysł jest ważny w leczeniu chorób, jest integralną częścią podejścia do leczenia tradycyjnej medycyny chińskiej i ajurwedyjskiej, sięgającego ponad 2000 lat wstecz. Zauważył to również Hipokrates, który rozpoznał moralne i duchowe aspekty uzdrawiania i wierzył, że leczenie może nastąpić tylko z uwzględnieniem postawy, wpływów środowiska i naturalnych środków leczniczych (ok. 400 p.n.e.). Podczas gdy to zintegrowane podejście było utrzymywane w tradycyjnych systemach uzdrawiania na Wschodzie, rozwój w świecie zachodnim w XVI i XVII wieku doprowadził do oddzielenia duchowego i emocjonalnego wymiaru człowieka od ciała fizycznego. Oddzielenie to rozpoczęło się od przekierowania nauki, w epoce renesansu i oświecenia, w celu wzmocnienia kontroli ludzkości nad naturą. Postęp technologiczny (np. mikroskopia, stetoskop, mankiet do pomiaru ciśnienia krwi, wyrafinowane techniki chirurgiczne) pokazał świat komórkowy, który wydawał się daleki od świata wiary i emocji.

Odkrycie bakterii, a później antybiotyków jeszcze bardziej rozwiało pojęcie wiary wpływającej na zdrowie. Wyleczenie lub wyleczenie choroby stało się sprawą nauki (tj. techniki) i miało pierwszeństwo przed, a nie miejsca obok, uzdrowieniem duszy. Ponieważ medycyna rozdzieliła umysł i ciało, naukowcy umysłu (neurologowie) formułowali pojęcia, takie jak nieświadome, emocjonalne impulsy i złudzenia poznawcze, które utwierdzały w przekonaniu, że choroby umysłu nie były "prawdziwe", to znaczy, że nie były oparte na fizjologii i biochemii.

W latach dwudziestych XX wieku praca Waltera Cannona ujawniła bezpośredni związek między stresem a reakcjami neuroendokrynologicznymi u zwierząt.4 Wymieniając wyrażenie "walka lub lot" Cannon opisał prymitywne odruchy aktywacji współczulnej i nadnerczy w odpowiedzi na postrzegane niebezpieczeństwo i inne presje środowiskowe (np. zimno, ciepło). Hans Selye zdefiniował ponadto szkodliwe skutki stresu i stresu dla zdrowia.5 Jednocześnie w bardzo szybkim tempie następował postęp technologiczny w medycynie, który mógł określić konkretne zmiany patologiczne i nowe odkrycia w farmaceutyce. Model oparty na chorobie, poszukiwanie określonej patologii i identyfikacja zewnętrznych metod leczenia były najważniejsze, nawet w psychiatrii.
W czasie II wojny światowej, znaczenie wiary na nowo pojawiło się w sieci opieki zdrowotnej. Na plażach Anzio zabrakło morfiny dla rannych żołnierzy, a M.D. Henry Beecher odkrył, że wiele bólu można kontrolować za pomocą zastrzyków solankowych. Wymyślił termin "efekt placebo", a jego późniejsze badania

***Corresponding author Aiswarya Dileep:** Katedra periodontologii, szkoła i szpital stomatologiczny Rajarajeswari, Bangalore, Indie; e-mail: dileepaiswarya438@gmail.com

wykazały, że nawet 35 procent odpowiedzi terapeutycznej na jakiekolwiek leczenie może być wynikiem przekonania. Trwa dochodzenie w sprawie efektu placebo i debata na ten temat.

Na długo przed pojawieniem się nowoczesnej medycyny, zioła były głównymi lekami na prawie wszystkie dolegliwości. W czasach starożytnych rośliny otrzymały uprawnienia lecznicze w oparciu o kształt lub kolor, Fitoterapia, czasami określane również jako fitomedycyna, ma pszczoły zarówno wschodniej i zachodniej tradycji medycznych od około 2000 r. p.n.e. Zioła są jednym z czynników zaradczych, które Bóg stworzył dla ludzi dotkniętych chorobą, Leki ziołowe są coraz częściej stosowane jako suplementy diety do walki lub zapobiegania powszechnym chorobom. Lekarze alopatyczni muszą tradycyjnie uważać zabiegi ziołowe za niewinne lub naprzemiennie, potencjalnie problematyczne. Trzy dekady temu tylko kilka miało jakiekolwiek uznanie liczby środków zaradczych, które miały swoje początki w medycynie ziołowej i większość z nich miała niejasne wrażenie tego, co ziołolecznictwo, lub inne formy alternatywnych praktyk leczniczych implikowane. W ciągu ostatnich dziesięcioleci istnieje rosnące zainteresowanie, aby odblokować tajemnice starożytnych Obecnie pracownicy służby zdrowia są świadomi medycyny alternatywnej i jej wielkich leków Alterative są definiowane jako praktyki terapeutyczne, które są oparte na naturalnych i tradycyjnych metodach. Są one rzeczywiście bardzo ważne, co poprawia zdrowie jednostki i jakość życia. Medycyna alternatywna obejmuje różne dziedziny medycyny, takie jak homeopatia, naturopatia, nie-ani tradycyjna medycyna chińska i Ajurweda. W Indiach odnotowano, że tradycyjni uzdrowiciele używają 2500 gatunków roślin, a 100 gatunków roślin służy jako regularne źródło medycyny. W ciągu ostatnich kilkudziesięciu lat wzrosło zainteresowanie badaniami nad roślinami leczniczymi i ich tradycyjnym wykorzystaniem w różnych częściach świata. Wymiana i asymilacja Ayurvedy, Unaniego i Siddhy weszły do głównego nurtu w celu uzupełnienia biomedycyny, dając bardziej holistyczne podejście do zarządzania pacjentami.

Podstawowa zasada Homeopatii, znana jest jako "prawo podobnych", co oznacza "niech jak być wyleczone przez jak", W stomatologii jest on używany do leczenia takich przypadków, jak ropień zębów, bruksizm, zapalenie przyzębia, ślinotok, erupcja zębów i owrzodzenia. Naturapatia opiera się na wierze w witalizm, który postuluje, że specjalna energia zwana energią życiową lub siłą życiową przewodzi procesom zachodzącym w organizmie, takim jak metabolizm, reprodukcja, wzrost i adaptacja. Unani w języku arabskim oznacza medycynę grecką i jest formą

***Corresponding author Aiswarya Dileep:** Katedra periodontologii, szkoła i szpital stomatologiczny Rajarajeswari, Bangalore, Indie; e-mail: dileepaiswarya438@gmail.com

medycyny tradycyjnej szeroko praktykowaną w Azji Południowej, która opiera się na naukach greckiego lekarza Hipokratesa i rzymskiego lekarza Galena. Tradycyjna medycyna chińska opiera się na połączeniu teorii pięciu faz" i "teorii Yin-Yang", która została później wchłonięta przez taoizm. Hamują one proliferację, indukują apoptozę, hamują angiogenezę, opóźniają przerzuty do tyłu i wspomagają chemioterapię.

Starożytny indyjski system opieki zdrowotnej koncentrował się na poglądach na człowieka i jego chorobę i skupiał się na leczeniu tych chorób poprzez tradycyjne i naturalne systemy lecznicze. Indyjski, starożytny indyjski system opieki zdrowotnej koncentrował się na poglądach na człowieka i jego chorobę i skupiał się na leczeniu tych chorób poprzez tradycyjne i naturalne systemy lecznicze. Indyjskie produkty naturalne te z tradycyjnych roślin leczniczych, które są zgłaszane w klasycznych tekstach, takich jak Ayurveda i Charaka Samhita, przyczyniły się do "boomu" w odkrywaniu leków. Jest to dobrze udokumentowany fakt, że naturalne środki zaradcze poprzez Ayurvedę zawdzięczają swoje pochodzenie Indiom i nauka ta była popularnie znana jako "nauka życia". 10 Ayurveda ma na celu zapewnienie zdrowego umysłu i zdrowego ciała poprzez nie tylko leczenie chorób, ale również opracowanie metody utrzymania zdrowia. Ajurweda próbuje skorygować równowagę i obłęd cielesnych humorów oraz przywrócić warunki równowagi poprzez zastosowanie wszystkich zasobów duchowych i materialnych dostępnych dla człowieka.

Rośliny lecznicze są potencjalnymi odnawialnymi zasobami naturalnymi i powszechnie uważa się, że odgrywają one korzystną rolę w opiece zdrowotnej. Leki ziołowe mają ogromny zakres w różnych dziedzinach medycyny i stomatologii. Przy zwiększonej świadomości, stosowanie leków ziołowych zyskało na znaczeniu w ostatnich latach. Leki ziołowe mogą być stosowane w leczeniu wielu dolegliwości zdrowotnych, takich jak cukrzyca, choroby serca, problemy skórne, alergie i problemy z oddychaniem. Zioła mogą również pomóc uporać się z problemem otyłości, a także promować dobre zdrowie. Istnieje szereg korzyści związanych ze stosowaniem ziołowych produktów leczniczych w przeciwieństwie do produktów farmaceutycznych.

TŁO HISTORYCZNE

Dowody archeologiczne wskazują, że stosowanie roślin leczniczych datuje się co najmniej na okres paleolitu, około 60 000 lat temu. Pisemne dowody ziołowych

***Corresponding author Aiswarya Dileep:** Katedra periodontologii, szkoła i szpital stomatologiczny Rajarajeswari, Bangalore, Indie; e-mail: dileepaiswarya438@gmail.com

środków leczniczych sięgają ponad 5000 lat wstecz, do Sumerów, którzy stworzyli listy roślin. Wiele starożytnych kultur pisało o roślinach i ich zastosowaniach medycznych. W starożytnym Egipcie, zioła wspomina się w egipskich papirusach medycznych, przedstawionych na ilustracjach grobowców, lub w rzadkich przypadkach znajdowanych w słoikach medycznych zawierających śladowe ilości ziół. Najstarsze znane greckie zioła to te z diecezji Carystus, napisane w III wieku p.n.e. i jeden z nich autorstwa Krateuasa z I wieku p.n.e. Zachowało się tylko kilka fragmentów tych dzieł w stanie nienaruszonym, ale z tego, co pozostało, naukowcy zauważyli, że istnieje duża ilość nakładających się z egipskimi ziołami. Nasiona, które prawdopodobnie są wykorzystywane do celów ziołoznawczych, zostały znalezione na stanowiskach archeologicznych w Chinach z epoki brązu, pochodzących z dynastii Shang. Ponad sto z 224 leków wymienionych w wczesnochińskim tekście medycznym Huangdi Neijing to zioła. Zioła były również często stosowane w medycynie starożytnych Indii, gdzie głównym sposobem leczenia chorób była dieta.

HISTORIA ZIÓŁ W AZJI

INDIA

Z wiedzy zgromadzonej i pielęgnowanej przez wieki powstały dwie duże szkoły i osiem specjalizacji. Jedną z nich była szkoła lekarzy zwana Dhanvantri Sampradaya (Sampradaya oznacza tradycję) i druga szkoła chirurgów, o której mowa w literaturze jako Areya Sampradaya. Szkoły te miały swoje reprezentatywne kompilacje - Charka Samhitas dla szkoły medycznej i Sustruta Samhita dla szkoły chirurgii. Pierwszy z nich zawiera kilka rozdziałów poświęconych różnym aspektom medycyny i związanym z nią zagadnieniom. W traktacie wymieniono około sześciuset leków pochodzenia roślinnego, zwierzęcego i mineralnego. Ayurveda dosłownie oznacza naukę o życiu. Przyjmuje się, że podstawowe i stosowane zasady Ayurvedy zostały zorganizowane i ogłoszone około 1500 r. p.n.e. Atharvaveda, ostatnia z czterech wielkich ciał wiedzy - znana jako Weda, która tworzy kręgosłup cywilizacji indyjskiej, zawiera 114 hymnów związanych z preparatami do leczenia różnych chorób. Sushruta Samhita zajmuje się przede wszystkim różnymi aspektami podstawowych zasad i teorii chirurgii.

***Corresponding author Aiswarya Dileep:** Katedra periodontologii, szkoła i szpital stomatologiczny Rajarajeswari, Bangalore, Indie; e-mail: dileepaiswarya438@gmail.com

Opisano ponad 100 rodzajów narzędzi chirurgicznych, w tym skalpele, nożyczki, kleszcze, wzierniki itp. Rozbiórka i procedury operacyjne są wyjaśnione z wykorzystaniem warzyw i martwych zwierząt. Zawiera opis około 650 leków i omawia różne aspekty związane z innymi tematami związanymi z operacjami, takimi jak anatomia. embriologia, toksykologia i terapia. Astanga-Hridaya Vagabhaty" jest uważana za kolejny ważny traktat o Ajurwedzie. Powyższe trzy dokumenty są popularnie znane jako "Brihat trayees' (duże lub duże trzy). Oprócz tych trzech traktatów naukowych i autorytatywnych istnieje ogromna ilość literatury w formie kompilacji obejmujących okres ponad 1500 lat.

***Corresponding author Aiswarya Dileep:** Katedra periodontologii, szkoła i szpital stomatologiczny Rajarajeswari, Bangalore, Indie; e-mail: dileepaiswarya438@gmail.com

ROZDZIAŁ 1

MEDYCYNA ZINTEGROWANA INŻYNIERIA WEWNĘTRZNA, STRES I PERIODONTOLOGIA

Aiswarya Dileep*1, Krishna Kripal1

1Oddział *Periodontologii, Kolegium Stomatologiczne i Szpital Rajarajeswari, Bangalore, Indie.*

Streszczenie: Stres psychologiczny odnosi się do reakcji emocjonalnych i fizjologicznych doświadczanych, gdy osoba konfrontuje zdarzenie życiowe, takie jak konflikt małżeński, dług finansowy lub śmierć bliskiej osoby, które przekracza jej zdolność do skutecznego radzenia sobie z sytuacją. Stres wywołuje reakcje emocjonalne i fizjologiczne i jest ważnym modyfikowalnym czynnikiem ryzyka chorób psychicznych i fizycznych. Istnieje silny i przypuszczalnie przyczynowy związek między stresującymi wydarzeniami życiowymi a poważnymi epizodami depresyjnymi, przy czym stres chroniczny jest ściśle związany z zaburzeniami depresyjnymi. Uważa się, że neurobiologia leżąca u podstaw stresu i depresji wynika z zaburzeń molekularnych i komórkowych, które oddziałują z czynnikami genetycznymi i środowiskowymi.

Słowa kluczowe: Stres psychologiczny, czynniki ryzyka, inżynieria wewnętrzna

INTRODUKCJA:

Stres psychologiczny odnosi się do reakcji emocjonalnych i fizjologicznych doświadczanych, gdy osoba konfrontuje zdarzenie życiowe, takie jak konflikt małżeński, dług finansowy lub śmierć ukochanej osoby, które przekraczają jej zdolność do skutecznego radzenia sobie z sytuacją. Stres wywołuje reakcje emocjonalne i fizjologiczne i jest ważnym modyfikowalnym czynnikiem ryzyka chorób psychicznych i fizycznych. Istnieje silny i przypuszczalnie przyczynowy związek między stresującymi wydarzeniami życiowymi a poważnymi epizodami depresyjnymi[7,8], przy czym stres chroniczny jest ściśle związany z zaburzeniami depresyjnymi. Uważa się, że neurobiologia leżąca u podstaw stresu i depresji wynika z zaburzeń molekularnych i komórkowych, które oddziałują z czynnikami genetycznymi i środowiskowymi. Badania epidemiologiczne dostarczają niezbitych dowodów na to, że przewlekły stres psychospołeczny i depresja zwiększają ryzyko wystąpienia choroby sercowo-naczyniowej, cukrzycy i innych schorzeń systemowych[10], a także niekorzystnie wpływają na przebieg i wynik tych schorzeń. Ponadto liczne badania wykazują, że stres i depresja są związane ze zwiększoną zachorowalnością i śmiertelnością w wielu schorzeniach systemowych [14,15,16,17,18,19]. Kilka mechanizmów patofizjologicznych może wyjaśniać

***Corresponding author Aiswarya Dileep:** Katedra periodontologii, szkoła i szpital stomatologiczny Rajarajeswari, Bangalore, Indie; e-mail: dileepaiswarya438@gmail.com

związek przewlekłego stresu i depresji z chorobami układowymi [20,21,22,23,24,25]. Podstawowe i kliniczne badania wykazują, że stres i depresja są związane z zanikiem i utratą funkcji kończynowych obszarów mózgu, które kontrolują nastrój i depresję, w tym kory przedczołowej i hipokampa[26,27,28,29,30,31]. Ponadto eksperymentalne modele zwierzęce sugerują, że przewlekły stres wywołuje zapalenie naczyń poprzez uniesienia w krążących cytokinach prozapalnych [32].

Oszacowania częstości występowania depresji i zaburzeń związanych ze stresem w Stanach Zjednoczonych różnią się w zależności od badań; jednakże ostatnie badanie wykazało, że 9,0% dorosłych spełnia kryteria obecnej depresji, a 3,4% spełnia kryteria poważnej depresji33. Ponadto krajowe badanie zlecone przez Amerykańskie Towarzystwo Psychologiczne wykazało, że 69% pracowników postrzega pracę jako istotne źródło stresu, a 41% czuje się zazwyczaj spięta lub zestresowana podczas [46] dnia pracy. Wydatki na opiekę zdrowotną związane ze stresem i depresją są wysokie, zwłaszcza te, które można przypisać współżyciu, takie jak choroby układu krążenia i cukrzyca. Najnowsze szacunki sugerują, że prawie 25% kosztów opieki zdrowotnej wynika z modyfikowalnych czynników ryzyka, takich jak depresja, w Stanach Zjednoczonych. W badaniu przeprowadzonym wśród 92 486 pracowników siedmiu organizacji w ciągu średnio 3 lat, Goetzel i inni10 ustalili, że w kategorii ryzyka psychospołecznego koszty opieki zdrowotnej dla pracowników z depresją były o 48% wyższe niż dla tych, którzy nie są zagrożeni. Podobnie, koszty opieki zdrowotnej pracowników zgłaszających wysoki poziom stresu były o 8,6% wyższe niż koszty pracowników nie zgłaszających wysokiego poziomu stresu. Celem tego przeglądu narracyjnego było podsumowanie literatury dotyczącej stresu i depresji w odniesieniu do paradontozy, podkreślając powstającą rolę mediatorów neuroendokrynnych i neuroimmunologicznych w patofizjologii chorób zapalnych. Recenzowaliśmy publikacje w języku angielskim od 1970 do 2012 roku, przeglądane przy użyciu elektronicznej bazy danych PubMed. W wyszukiwaniu użyto terminów "psychiatria", "stres psychologiczny", "depresja", "choroba przyzębia", "paradontoza", "zęby", "zdrowie jamy ustnej" oraz "funkcja immunologiczna".

Psychoneuroimmunologia

Centralna komunikacja układu nerwowego zarówno z układem immunologicznym, jak i hormonalnym dała początek w dziedzinie psychoneuroimmunologii. Peptydy i hormony pochodzące z neuroendokryny są od dawna uznawane za modulatory immunologiczne. Wczesne badania na zwierzętach wykazały, że stres związany był ze zwiększoną podatnością na choroby zakaźne35 oraz eksperymentalne modele chorób zapalnych36. Badania w psychoneuroimmunologii człowieka wykazały, że

***Corresponding author Aiswarya Dileep:** Katedra periodontologii, szkoła i szpital stomatologiczny Rajarajeswari, Bangalore, Indie; e-mail: dileepaiswarya438@gmail.com

procesy immunoregulacyjne są nierozerwalną częścią złożonej sieci reakcji adaptacyjnych37. Osoby doświadczające stresu wykazują wyraźne nieprawidłowości w zachowaniu, takie jak depresyjny nastrój i upośledzony sen, wraz z zaburzeniami regulacji układu nerwowo-endokrynnego i współczulnego - te ostatnie układy są krytycznymi ścieżkami różnicującymi w regulacji odporności przez mózg. Na wzorzec i skalę reakcji na stres wydają się mieć wpływ m.in. wiele czynników, takich jak czas trwania narażenia na stres (ostry i przewlekły), rodzaj stresu (fizyczny i psychiczny) oraz płeć[38]. Wiele mediatorów stresu, w tym monoaminy, neuropeptydy i hormony steroidowe, są niezbędne do przekazania sygnału stresu do centralnego układu nerwowego i przyczyniają się do wynikających z tego zmian funkcjonalnych w centralnym układzie nerwowym. Podstawowe rozumienie roli osi kończynowo-hipotalamicznej, przysadki i kory mózgowej oraz pętli regulacyjnej cytokin przedstawiono graficznie na rys. 1.1. Między ośrodkowym układem nerwowym a układem odpornościowym, za pośrednictwem układu hormonalnego, powstały złożone oddziaływania dwukierunkowe. Dwie ważne cechy tych interakcji to wytwarzanie hormonów stresu przez oś limbiczno-podwzgórzowo-przysadkowo-nadnerczową oraz oś współczulno-adrenalno-medullarną39. Hormony działają immunologicznie poprzez wiązanie receptorów i modulację cytokin. Wykazano, że modulacja cytokin wpływa z powrotem do mózgu, powodując zmiany w osi podwzgórze-przysadka-nadnercze, stanowiąc mechaniczną podstawę dla częstych zmian w wzorcach snu i depresji. Ostre, ograniczone w czasie stresory wydają się skutkować adaptacyjną redystrybucją komórek i przygotowaniem naturalnego układu odpornościowego do ewentualnej infekcji lub urazu, lub obu. Przewlekłe stresory związane są z bardziej globalną immunosupresją - odpornością komórkową, a następnie zarówno naturalną, jak i specyficzną odpornością, w tym parametrami T-helper 1 (np. reakcje proliferacyjne na komórki T) i T-helper 2 (np. przeciwciało na szczepionkę przeciwko grypie)40. Dlatego adaptacyjność zmian immunologicznych wydaje się zmniejszać wraz ze wzrostem przewlekłości stresora. Stres psychologiczny wyraźnie wpływa na zdolność do modyfikowania podatności zwierząt i ludzi na czynniki zakaźne, wpływając na początek, przebieg i wynik niektórych patologii zakaźnych[41].

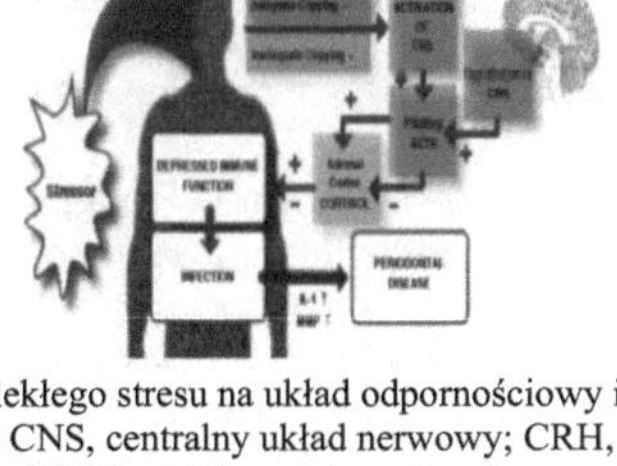

Rys. 1.1: Model wpływu przewlekłego stresu na układ odpornościowy i choroby przyzębia. ACTH, hormon adrenokortykotropowy; CNS, centralny układ nerwowy; CRH, hormon uwalniający kortykotropię; IL, interleukina-1; MMP, metaloproteinazy macierzy.

***Corresponding author Aiswarya Dileep:** Katedra periodontologii, szkoła i szpital stomatologiczny Rajarajeswari, Bangalore, Indie; e-mail: dileepaiswarya438@gmail.com

Stres psychologiczny jest powszechnie uznawany za potencjalny czynnik powodujący patogenezę choroby zakaźnej. Cohen et al. 42 badali prospektywnie związek między stresem psychologicznym a częstością występowania udokumentowanych przeziębień klinicznych u osób celowo narażonych na działanie wirusów oddechowych. Po wypełnieniu kwestionariuszy oceniających stopień stresu psychicznego, 394 osobom zdrowym podano krople do nosa zawierające jeden z pięciu wirusów oddechowych (wirus nosorożca typu 2, 9 lub 14; wirus syncykliczności oddechowej; lub koronawirus typu 229E) oraz dodatkowe 26 kropli do nosa zawierających sól fizjologiczną. Stres związany był w sposób dawka-odpowiedź ze zwiększonym ryzykiem ostrych zakaźnych chorób układu oddechowego, a ryzyko to wynikało raczej ze zwiększonego tempa infekcji niż ze zwiększonej częstotliwości występowania objawów po infekcji. W ostatnim przeglądzie systematycznym i metaanalizie Pedersen i wsp. 43 stwierdzają, że dowody potwierdzają hipotezę, że stres psychologiczny jest związany ze zwiększoną podatnością na infekcję górnych dróg oddechowych, co jest zgodne z potencjalnym znaczeniem czynników psychologicznych w innych chorobach zakaźnych. Stres ma bezpośredni wpływ na układ odpornościowy, podobnie jak wiele innych strategii, które ludzie stosują w celu radzenia sobie ze stresem, czy to zdrowym (np. ćwiczenia), czy niezdrowym (np. palenie tytoniu). Na przykład Genco i wsp. 44 stwierdzili wyższe ryzyko poważniejszej utraty przywiązań przyzębia (wskaźnik kursów = 2,24) i utraty kości wyrostka zębodołowego (wskaźnik kursów = 1,91) wśród osób z obciążeniami finansowymi i nieodpowiednim stylem radzenia sobie, w porównaniu z osobami o niskim poziomie obciążeń finansowych w obrębie tej samej grupy radzenia sobie, po dostosowaniu do wieku, płci i palenia papierosów. Istnieją również dowody na psychologiczną modulację odpowiedzi immunologicznej na szczepionki wirusowe. Jedno z pierwszych badań zostało przeprowadzone na studentach medycyny, którzy zostali zaszczepieni szczepionką przeciw wirusowemu zapaleniu wątroby typu B. Zarówno reakcje limfocytów T specyficznych dla wirusa, jak i przeciwciał były regulowane u tych uczniów, którzy odczuwają większy stres i mniejsze wsparcie społeczne [39, 45]. Przewlekły stres związany z opieką nad małżonkiem z chorobą Alzheimera wiązał się z mniej pożądaną reakcją przeciwciał na szczepionkę przeciwko wirusowi grypy w porównaniu z odpowiednimi kontrolami[46].

W podobnym badaniu przeprowadzonym w Hongkongu porównano 55 opiekunów małżonków z przewlekłymi schorzeniami, które upośledzały ich codzienne życie, z 61 dopasowanymi kontrolami. Uczestnikom podano trójwartościową szczepionkę przeciwko grypie i oceniono je pod kątem objawów stresu i depresji. Opiekunowie mieli statystycznie istotnie niższe reakcje immunologiczne na szczepionkę przeciwko grypie w porównaniu z grupą kontrolną47. Inne badania wskazują, że

***Corresponding author Aiswarya Dileep:** Katedra periodontologii, szkoła i szpital stomatologiczny Rajarajeswari, Bangalore, Indie; e-mail: dileepaiswarya438@gmail.com

opiekunowie osób z chorobami przewlekłymi są bardziej narażeni na zakażenie i reakcję immunologiczną [48,49,50]. Zbiorowe badania te i inne51 sugerują, że stres i nieodpowiednie strategie radzenia sobie z problemami lub wsparcie społeczne mogą odgrywać rolę w aktywacji lub ponownej aktywacji opryszczki i innych zakażeń wirusowych przyzębia. Wysokie obciążenie periodontologiczne aktywnego wirusa Epstein-Barr i cytomegalowirusa wiąże się zazwyczaj z agresywnym zapaleniem przyzębia, podczas gdy utajone zakażenia herpeswirusowe są częstsze w przewlekłym zapaleniu przyzębia i dziąseł52 .

Badania nad leczeniem ostrych ran doświadczalnych i chirurgicznych stale wskazują na wolniejsze gojenie się ran u osób z wysokim poziomem stresu psychicznego, niezależnie od czasu trwania stresu [53,54,55]. Spadek stężenia lokalnych cytokin prozapalnych w łożysku rany postuluje się jako jeden mechanizm biologiczny[56,54], prawdopodobnie spowodowany działaniem immunosupresyjnym kortyzolu, 50 noradrenaliny i adrenaliny[57]. W modelach zwierzęcych gojenia ran z upośledzeniem stresu psychicznego na skórze[58] opóźnienie gojenia się jest również związane z niedoborem klirensu bakteryjnego[59] i podatnością na infekcje oportunistyczne[60] w miejscu rany. Leczenie ran śluzówkowych w jamie ustnej jest również utrudnione przez stres. Objawy depresyjne przewidują również tempo gojenia się ran śluzówkowych u zdrowych młodych ludzi.

Stres modyfikuje odpowiedź immunologiczną gospodarza.

Mechanizmy, przez które stres wywołuje stan zapalny, są złożone i dwukierunkowe (stres może wywołać stan zapalny, a stan zapalny może wywołać stres). Procesy te obejmują sieci komunikacji, w tym interakcje genetyczne, nerwowe, endokrynologiczne i immunologiczne. Z badań na zwierzętach i ludziach jasno wynika, że stres wpływa na układ odpornościowy na wiele sposobów. Stres zwiększa poziom hormonów neuroendokrynnych, takich jak glikokortykoidy i aminy katecholowe. Poprzez aktywację tych hormonów stres ma szkodliwy wpływ na funkcje immunologiczne, w tym redukcję populacji limfocytów, proliferację limfocytów, naturalną aktywność komórek zabójczych i produkcję przeciwciał oraz reaktywację utajonych infekcji wirusowych[62]. Oś limbiczno-podwzgórzowo-przysadnercza i układ współczulny są głównymi drogami nerwowymi aktywowanymi przez stresory fizyczne (tj. patogeny lub toksyny) i psychologiczne (tj. główne wydarzenia życiowe, nadużycia, czynniki związane z pracą lub związkami)[63]. Wczesne konceptualizacje zaakceptowały globalne immunosupresyjne działanie stresu, ale obecnie jest jasne, że zarówno immunosupresja, jak i aktywacja immunologiczna występują w różnych typach stanów stresu. Przewlekły lub powtarzalny stres, typowy dla osób z chorobami psychicznymi, wydaje się prowokować stan przewlekłego zapalenia poprzez aktywację makrofagów, komórek dendrytycznych, mikroglia, adipocytów i śródbłonka, które wydzielają cytokiny. Inne efekty obejmują zmieniony handel

***Corresponding author Aiswarya Dileep:** Katedra periodontologii, szkoła i szpital stomatologiczny Rajarajeswari, Bangalore, Indie; e-mail: dileepaiswarya438@gmail.com

komórkami, naturalne zmiany cytotoksyczności komórek zabójcy i zmiany w równowadze T-helper 1/T-helper 2, które mogą przyczynić się do potencjału słabej odporności na mikroorganizmy i szczepionki, podatności na infekcje, reaktywacji ukrytych wirusów i opóźnień w gojeniu się ran[64]. Przewlekłe zapalenie występuje często w obecności aktywacji limbiczno-przysadkowo-nadnerczowej i wydzielania wysokich poziomów normalnie immunosupresyjnych glikokortykoidów[65].

Wpływ czynników psychospołecznych na zapalenie przyzębia

Przewlekłe choroby zapalne, takie jak zapalenie przyzębia, mają złożoną patogenezę i wieloczynnikową etiologię, obejmującą złożone interakcje gospodarz-pasożyt. [76] (ryc. 1.2) Genetyczne różnice w genach kodujących molekularne składniki obrony immunologicznej gospodarza, w połączeniu z określonymi gatunkami bakterii w płytce poddziąsłowej, wyznaczają etap indywidualnych różnic w ryzyku wystąpienia paradontozy. W porównaniu z kobietami mężczyźni są bardziej narażeni na zapalenie przyzębia niż kobiety. Badania podstawowe i kliniczne dokumentują możliwość współzakażenia (np. cukrzyca) i współzakażenia (np. opryszczkowce) w celu modyfikacji inicjacji i/lub progresji zapalenia przyzębia.

Wykazano, że palenie papierosów, złe odżywianie, spożywanie alkoholu i niski status społeczno-ekonomiczny również wiążą się z wyższym ryzykiem zapalenia przyzębia[77]. Znaczny zbiór dowodów wskazuje, że stres psychologiczny i nieskuteczne radzenie sobie z tym problemem może mieć wpływ na wystąpienie i rozwój wielu chorób przewlekłych, w tym zapalenia przyzębia. Wczesne badania dostarczyły zarówno niepotwierdzonych, jak i klinicznych dowodów na związek między stresem psychospołecznym a ostrymi chorobami martwiczymi przyzębia, zwłaszcza martwiczym wrzodziejącym zapaleniem dziąseł, a także zapaleniem przyzębia[78]. Charakter stowarzyszenia opierał się jednak w dużej mierze na zgodności czasowej pomiędzy zdarzeniem "stresującym", infekcją dziąseł i fizjologiczną miarą stresu, taką jak hydroksykortykosteroid moczowy. Podobnie, istnieją skojarzenia między stresem i depresją a agresywnym ("szybko postępującym") zapaleniem przyzębia na podstawie danych psychospołecznych i klinicznych uzyskanych w tym samym czasie[79]. W związku z tym, przewlekły stres i depresja zostały hipotezowane, aby zmniejszyć reakcję immunologiczną, co prowadzi do bardziej patogenicznej infekcji i jednoczesnego niszczenia tkanek przyzębia.

***Corresponding author Aiswarya Dileep:** Katedra periodontologii, szkoła i szpital stomatologiczny Rajarajeswari, Bangalore, Indie; e-mail: dileepaiswarya438@gmail.com

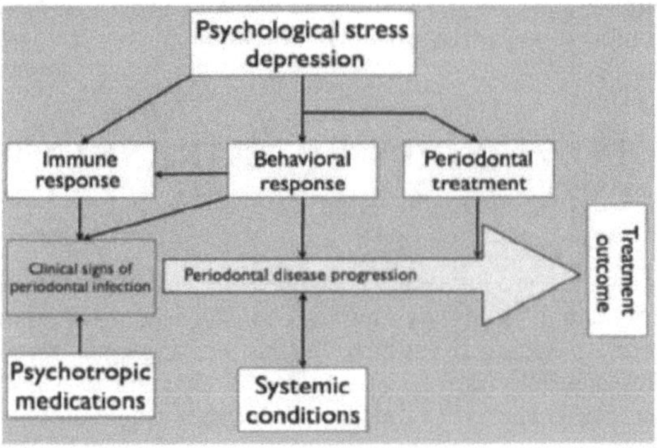

Rys. 1.2: Model wpływu przewlekłego stresu psychologicznego i depresji na chorobę przyzębia

Dowody wskazują również, że chroniczny stres i depresja mogą pośredniczyć w ryzyku i postępie zapalenia przyzębia poprzez zmiany w zachowaniach związanych ze zdrowiem, takich jak higiena jamy ustnej, palenie tytoniu i dieta[80]. Chociaż stres może mieć negatywny wpływ na wiele zachowań związanych ze zdrowiem, w tym higienę jamy ustnej, istnieją silne dowody na to, że stres odgrywa rolę pomocniczą w patofizjologii zapalenia przyzębia. Peruzzo et al. [81] przeprowadzili systematyczny przegląd dowodów dotyczących wpływu stresu i czynników psychologicznych na chorobę przyzębia. Spośród 14 badań (siedem kontroli przypadków, sześć badań przekrojowych i jedno prospektywne badanie kliniczne) spełniających kryteria włączenia do przeglądu, większość (57%) zgłosiła pozytywny związek między czynnikami stresowymi/psychologicznymi a chorobą przyzębia. Kolejne 28,5% badań wykazało pozytywny związek pomiędzy niektórymi cechami stresu i chorób przyzębia, wykazując, że większość opublikowanych dotychczas prac badających ten związek rzeczywiście znalazła istotne skojarzenia[82]. W niedawno przeprowadzonym badaniu, które nie zostało uwzględnione w przeglądzie systematycznym, wykazano, że wyniki stresu i markery stresu śliniankowego (chromogranina A, kortyzol, alfa-amylaza i beta-endorfina) są istotnie skorelowane z parametrami klinicznymi choroby przyzębia u 100 dorosłych pacjentów z paradontozą. Kortyzol w ślinie i beta-endorfina były istotnie związane z utratą zębów i parametrami klinicznymi przyzębia, po dostosowaniu do zmiennych stresowych. Ponadto największą utratę zębów obserwowano u tych pacjentów, którzy zaniedbywali szczotkowanie zębów w okresach stresu. Wyniki tych badań są

***Corresponding author Aiswarya Dileep:** Katedra periodontologii, szkoła i szpital stomatologiczny Rajarajeswari, Bangalore, Indie; e-mail: dileepaiswarya438@gmail.com

zgodne z hipotezą, że stres może modyfikować obronę gospodarza i progresję zakażeń przyzębia u pacjentów podatnych na zapalenie przyzębia[83].

WPŁYW INŻYNIERII WEWNĘTRZNEJ NA NAPRĘŻENIA

Zanieczyszczenie środowiska, zwiększone tempo życia, zaburzenia psychospołeczne, nawyki żywieniowe i siedzący tryb życia spowodowały wzrost poziomu stresu i związanych z nim zaburzeń[84]. Joga, starożytna nauka indyjska, była praktykowana jako zdrowy sposób życia. Ostatnio joga została przyjęta jako podejście do zdrowia w ramach medycyny alternatywnej[84]. Ćwiczenia relaksacyjne mają na celu zmniejszenie stresu, a tym samym zapobieganie tym niepożądanym skutkom. Jedną z szeroko stosowanych praktyk relaksacyjnych jest joga i jogiczne ćwiczenia oddechowe. Jogiczny oddech, Pranajama, jest unikalną metodą równoważenia autonomicznego układu nerwowego i wpływania na zaburzenia psychiczne i stresowe[85]. Jedną z konkretnych form tych ćwiczeń oddechowych jest Sudarshan Kriya Yoga (SKY), która ma korzystny wpływ na układ umysł-ciało.

Wpływ nieba na funkcje fizjologiczne
Model neurofizjologiczny ścieżek stymulacji nerwów błędnych

SKY składa się z określonej sekwencji różnych częstości oddychania, oddzielonych krótkimi okresami normalnego oddychania. Naprężone oddychanie występuje w przyrodzie, gdy zwierzę zostaje pokonane w walce 100,101 Hamuje aktywność, zwiększa perfuzję mózgu, zwiększa uwagę i czujność (poprzez aferenty pochwowe), spowalnia pracę serca, przywraca energię, zapobiega hipoksji/hiperkapnii[86] i przygotowuje zwierzę do samoobrony.

W wielu badaniach wykazano wpływ jogicznego oddychania na czynność mózgu i parametry fizjologiczne, ale mechanizmy te nie zostały wyjaśnione. Biologiczne postulacje z neurofizjologicznego modelu stymulacji nerwu błędnego jogicznego oddychania sugerują, że SKY powoduje stymulację nerwu błędnego (VNS) i wywołuje liczne efekty autonomiczne, w tym zmiany w częstości akcji serca, lepsze poznanie choroby Alzheimera, poprawę funkcji jelit itp. Podczas SKY, sekwencja technik oddechowych o różnych częstotliwościach, natężeniach, długościach oraz z końcowo-wdechowymi i końcowo-wydechowymi uchwytami tworzy zróżnicowane bodźce z wielu trzewnych aferentów, receptorów czuciowych i receptorów baroreceptorów. Prawdopodobnie wpływają one na zróżnicowaną grupę włókien w obrębie nerwów błędnych, co z kolei wywołuje zmiany fizjologiczne w narządach, gruczołach i

***Corresponding author Aiswarya Dileep:** Katedra periodontologii, szkoła i szpital stomatologiczny Rajarajeswari, Bangalore, Indie; e-mail: dileepaiswarya438@gmail.com

rosnących włóknach do generatorów talamowych, układu limbicznego i obszarów korowych. Może to odpowiadać za szybkość i różnorodność efektów SKY, takich jak doświadczenie spokoju i relaksu połączone ze zwiększoną czujnością i uwagą[87]. Sudarshan Kriya może działać jak mechaniczna hiperwentylacja i elektroniczny jednostronny VNS, które prowadzą do stymulacji jądra wzgórza, powodując wyciszenie przedniej kory mózgowej.

Praktyka Udżaji sprawia, że praktykujący czuje się spokojnie. Proponowanym mechanizmem byłoby przejście do dominacji parasympatycznej poprzez stymulację pochwową. Arytmia zatok oddechowych (RSA) odnosi się do normalnego wzrostu tętna podczas wdechu i spadku tętna podczas wydechu. Na RSA ma wpływ współczulne i pochwowe (parasympatyczne) dane wejściowe, a także częstość i objętość oddechowa. Powolne oddychanie jogą wywołuje oscylacje ciśnienia krwi i przesadę w prawidłowym RSA. Niski poziom RSA występuje zwykle u osób z depresją, lękiem, zaburzeniami paniki i dyspepsją czynnościową. Oddech Ujayi zwiększa RSA poprzez zwiększenie wpływu parasympatycznego. Bhastrika powoduje autonomiczne współczulne aktywacji i pobudzenie OUN na elektroencefalogramie (EEG), z aktywacji temporo-parietal korowych obszarów, produkując rytmy, które są podobne do pasma częstotliwości gamma hipotezowane w celu odzwierciedlenia synchronizacji zespołów nerwowych. Subiektywnym doświadczeniem jest wzbudzenie podczas Bhastriki, a następnie uspokojenie emocjonalne z aktywacją umysłową i czujnością. Codzienna praktyka Bhastriki dostarcza łagodnej stymulacji sympatycznej, podobnie jak regularne ćwiczenia, a tym samym może zwiększyć zdolność układu współczulnego (SNS) do reagowania na ostre stresory bez szybkiego wyczerpywania jego rezerw[87] Badania naukowe nad śpiewem "Om" sugerują, że psychiczne powtarzanie "Om" skutkuje czujnością fizjologiczną, zwiększoną czułością, jak również synchronicznością niektórych biorytmów i zwiększoną wrażliwością na transmisję sensoryczną. W celu zbadania długotrwałego wpływu SKY na funkcjonowanie mózgu, zmiany EEG zostały zarejestrowane wśród 19 praktyków SKY i porównane z wzorcami EEG 16 uczestników, którzy nie praktykowali SKY, jogi lub medytacji. Znaczący wzrost aktywności beta zaobserwowano w lewym przednim, potylicznym i środkowym obszarze mózgu u praktyków SKY, w porównaniu z grupą kontrolną.

***Corresponding author Aiswarya Dileep:** Katedra periodontologii, szkoła i szpital stomatologiczny Rajarajeswari, Bangalore, Indie; e-mail: dileepaiswarya438@gmail.com

Wyniki te wskazywały na zwiększoną koncentrację psychiczną i zwiększoną świadomość u praktyków SKY. Uderzające jest to, że praktycy SKY wykazywali znacznie większą czujność psychiczną (aktywność beta) niż grupa kontrolna lekarzy i badaczy medycznych, których zawód wymaga rozwoju i codziennego wykorzystywania tych właśnie umiejętności[88].

Podsumowując, poprawa funkcji autonomicznych, uwalnianie neuroendokrynne, przetwarzanie emocjonalne i wiązanie społeczne po praktykach SKY mogą być przypisywane VNS i aktywacji układu limbicznego, hipokampa, podwzgórza, migdałki i rozstępów terminalnych.

Stres, zaburzenia lękowe, depresja.

SKY dostarczyło "korygujące doświadczenie emocjonalne" do leczenia zniekształceń poznawczych i głębokich ran emocjonalnych wynikających z urazu. SKY traktuje poznawcze i psychodynamiczne problemy czucia się samotnym, opuszczonym i wypędzonym przez społeczeństwo, umożliwiając uczestnikom odbudowę poczucia troskliwej, tolerancyjnej, współzależnej wspólnoty, w której są akceptowani i doceniani.

Jogiczny oddech można nauczyć duże grupy w ciągu zaledwie kilku dni. Literatura SKY donosi, że SKY była wykorzystywana do łagodzenia stresu, niepokoju, bezsenności, depresji i PTSD po masowych katastrofach, takich jak wojna (Kosowo, Bośnia, Irak i Sudan), trzęsienia ziemi (Gujarat, trzęsienie ziemi w Indiach w 2000 r.), powodzie (Iran 2004 r.),116 terroryzm (Światowe Centrum Handlu w Nowym Jorku,[90] tsunami w Azji Południowo-Wschodniej (2004 r.) i huragan Katrina. 116] Stosowanie technik jogicznych powinno być traktowane jako leczenie pomocnicze w planowaniu reagowania kryzysowego. Sudarshan Kriya może dostarczyć antidotum na stres poprzez fizjologiczne przeciwdziałanie efektom współczucia. W normalnej sytuacji (przy braku stresu), praktyka szybkiego oddychania przeplatana odpowiednimi przerwami powolnego oddychania może stanowić narzędzie relaksacji i żywego obrazu. SKY szybko poprawia psychologiczne i fizjologiczne objawy stresu pourazowego, w tym bezsenność, koszmary, lęk, depresję, nadpobudliwość, nadmierną reaktywność na czynniki wyzwalające, ponowne doświadczanie, emocjonalne odrętwienie, wycofanie społeczne, utratę apetytu i rozgniewane wybuchy. Lęk, depresja i PTSD są związane z nadaktywnością SNS lub nieprawidłową aktywnością i niedostateczną aktywnością PNS. Dowody sugerują, że oddychanie jogą normalizuje aktywność SNS i zwiększa ton PNS, co wskazuje na zmienność rytmu pracy serca. [91]

Innym sposobem, w jaki szkolenie SKY może ułatwić tę zmianę perspektywy, jest świadomość i zarządzanie emocjami poprzez regularną praktykę Kriji. Literatura

***Corresponding author Aiswarya Dileep:** Katedra periodontologii, szkoła i szpital stomatologiczny Rajarajeswari, Bangalore, Indie; e-mail: dileepaiswarya438@gmail.com

SKY stwierdza, "zamiast pozwalać emocjom zmieniać oddech (i powodować zmiany fizjologiczne").

W Alternatywnym Programie Przemocy w Lancaster włączono młodzież, która dopuściła się zbrodni z użyciem śmiertelnie niebezpiecznych narzędzi, morderstwa, gwałtu, napadu z bronią w ręku i gróźb terrorystycznych wobec innych. Wszyscy oni przeszli praktykę SKY, w wyniku której test inwentaryzacji lęku charakteryzującego stan Spielbergera (STAI) wykazał istotne statystycznie obniżenie poziomu lęku państwowego. Uczestnicy zgłaszali również, że spali lepiej, nie reagowali na prowokację tak szybko, nie doświadczali tak wiele gniewu, odczuwali mniej strachu w czasie spania i ogólnie wyrażali, że są bardziej spokojni. Biorąc pod uwagę pozytywny wpływ SKY na różne dolegliwości psychospołeczne, zakłada się, że SKY może być pomocnym uzupełnieniem w leczeniu fobii.

Janakiramaiah i współpracownicy wykazali, że SKY był skuteczny w leczeniu depresji łagodnej i melancholijnej w depresjach dystymicznych i jednobiegunowych. Depresji ludzie mają szczególne zaburzenia fal mózgowych EEG, który jest mierzony przez P300 zdarzeń związanych z potencjałem (ERP) amplitudy. W 30. dniu leczenia w grupach leczonych SKY nastąpiła znaczna ulga od depresji, mierzona amplitudą P300 i standardową skalą depresji. Do dnia 90, ich P300 powrócił do normy, która była nie do odróżnienia od normalnych kontroli i pozostały one stabilne i depresja wolne.

Kilka innych badań dotyczących dystymatyki i melancholii wykazało istotną poprawę objawów depresyjnych po praktykach SKY. [91,92]
Stwierdzono również, że SKY wywiera niezwykłe efekty terapeutyczne w leczeniu dystymii i chorób jednobiegunowych i może być bardziej akceptowalną i skuteczną alternatywą dla leczenia dystymii, zarówno w przypadku leczenia ostrego, jak i zapobiegania nawrotom. Ma to tę zaletę, że oprócz ograniczania opieki zdrowotnej sprzyja autonomii i samodzielności pacjenta.

Uzależnienie od alkoholu i tytoniu

Stres związany jest z szerokim zakresem zmian fizjologicznych. Postęp chorób związanych z alkoholem/tytoniem wydaje się być bezpośrednio związany z powstawaniem reaktywnych gatunków tlenu, reaktywnych gatunków azotu i obniżonych poziomów antyoksydantów. [90]
W badaniu pacjentów z chorobą nowotworową, którzy ukończyli standardową terapię, naukowcy wykazali, że SKY pomogło kontrolować nawyk palenia tytoniu u 21% osób, u których kontynuowano 6-miesięczną praktykę.

***Corresponding author Aiswarya Dileep:** Katedra periodontologii, szkoła i szpital stomatologiczny Rajarajeswari, Bangalore, Indie; e-mail: dileepaiswarya438@gmail.com

SKY badano pod kątem działania antydepresyjnego u 60 pacjentów uzależnionych od alkoholu. Obiekty zakończyły inwentaryzację depresji Becka (BDI) przed i po 2 tygodniach tej interwencji. Poranny kortyzol osoczowy, ACTH i prolaktyna również zostały zmierzone przed i pod koniec 2 tygodni. Wyniki wykazały działanie przeciwdepresyjne SKY u osób uzależnionych od alkoholu. Redukcja poziomu hormonów stresu (kortyzolu i ACTH) wraz z redukcją BDI może wspierać biologiczny mechanizm SKY w wytwarzaniu korzystnych efektów[93].

Zbadano wpływ SKY na aktywność enzymów antyoksydacyjnych u kobiet w okresie menopauzy. Porównano cztery grupy kobiet: 40 otrzymało hormonalną terapię zastępczą (HRT), 40 otrzymywało 500 mg witaminy E dziennie, 60 praktykowało SKY dziennie, a 50 służyło jako kontrola. W ciągu zaledwie 30 dni, grupa SKY kobiet w okresie menopauzy wykazała poprawę poziomu antyoksydantów i udowodniła, że jest lepsza od korzystnego wpływu HRT lub witaminy E na poziom antyoksydantów.
Wcześniejsze badania wykazały, że praktyka SKY znacząco zwiększa poziom SOD we krwi jako wskaźnika stanu przeciwutleniacza i zmniejsza poziom malondialdehydu w osoczu (MDA), kolejnego takiego wskaźnika stresu oksydacyjnego.

Gene Expression Profiling in Practitioners of Sky (Profil ekspresji genetycznej w praktyce nieba)

Badanie przeprowadzone w All India Institute of Medical Sciences (AIIMS), New Delhi, wykazało lepszy status antyoksydacyjny zarówno na poziomie aktywności enzymatycznej, jak i na poziomie RNA u praktyków SKY. Towarzyszyła temu lepsza regulacja stresu i lepszy status immunologiczny ze względu na wydłużenie żywotności limfocytów poprzez zwiększenie regulacji genów antyapoptotycznych i genów prozawalowych u tych osób. Stwierdzono zatem, że praktyka SKY może mieć wpływ na odporność, starzenie się, śmierć komórek i regulację stresu poprzez regulację transkrypcji.

***Corresponding author Aiswarya Dileep:** Katedra periodontologii, szkoła i szpital stomatologiczny Rajarajeswari, Bangalore, Indie; e-mail: dileepaiswarya438@gmail.com

Stresowe stresowe stany chorobowe i odporność na stres

Gerbarg i Brown znaleźli SKY pomocne u pacjentów z szeroką gamą zaburzeń medycznych, w tym chronicznego zmęczenia, chronicznego bólu, fibromialgii, bólu szyi i pleców, temorowego bólu żuchwy, raka, cukrzycy, stwardnienia rozsianego i astmy. Zmniejszenie stresu i niepokoju jest znane w celu złagodzenia bólu i innych objawów związanych ze stresem.

W badaniu przeprowadzonym w celu oceny wpływu SKY na profil lipidowy, czynność płuc i stężenie hemoglobiny stwierdzono istotną poprawę wszystkich parametrów czynności płuc u wszystkich badanych w okresie 8 dni. W związku z tym SKY może mieć wpływ terapeutyczny na pomocnicze (niefarmakologiczne) leczenie chorób układu krążenia i układu oddechowego.

W kolejnym badaniu, po 4 miesiącach regularnej praktyki SKY, u chorych na cukrzycę typu 2 obserwowano istotne obniżenie stężenia glukozy we krwi, stężenia cholesterolu całkowitego w surowicy, trójglicerydów, MDA w osoczu i lipoperoksydacji. Autorzy zasugerowali obiecujący potencjał SKY jako leczenia uzupełniającego dla pacjentów z cukrzycą. W ostatnim badaniu stwierdzono, że praktyka SKY przez 3 i 6 tygodni pomagała studentowi inżynierii w przezwyciężeniu stresu egzaminacyjnego (ES) poprzez poprawę profilu lipidowego i parametrów hematologicznych.

W badaniu oceniającym reakcje neurofizjologiczne przed, w trakcie i po SKY wykonano badanie EEG (zarejestrowane w 19 lokalizacjach korowych), elektrokardiografię (EKG), zmienność rytmu serca, reakcję galwaniczną skóry, temperaturę skóry dłoni, pletyzmografię pulsacyjną oraz badania ciśnienia tętniczego krwi. Autorzy stwierdzili, że praktyka SKY powoduje istotne zmiany we wszystkich miarach fizjologicznych. Wydaje się, że w pewnym okresie zdrowie praktykującego staje się bardziej solidne, elastyczne i zdolne do radzenia sobie z wyzwaniami związanymi ze stresem. Sugeruje to, że regularna praktyka SKY może być ważną praktyką wellness[134].

***Corresponding author Aiswarya Dileep:** Katedra periodontologii, szkoła i szpital stomatologiczny Rajarajeswari, Bangalore, Indie; e-mail: dileepaiswarya438@gmail.com

Testy spirometryczne w regularnych gabinetach SKY wykazały poprawę funkcji płuc u zdrowych osób dorosłych, co może mieć znaczenie w pełnieniu funkcji pomocniczej metody leczenia uzupełniającego w celu poprawy funkcji płuc u pacjentów z obturacyjną chorobą dróg oddechowych, w szczególności u astmatyków.
W łagodnych hipertensywach, praktyki SKY wykazały znaczny spadek rozkurczowego ciśnienia krwi, mocznika w surowicy i produktów MDA w osoczu jako markera stresu oksydacyjnego. Wzorzec zmian w większości badanych parametrów był taki, że wartości powyżej zakresu normalnego były obniżane, ale wartości w zakresie normalnym pozostawały niezmienione.
Niektórzy autorzy donosili, że techniki redukcji stresu (praktyka SKY) mogą okazać się przydatne do poprawy zdolności widzenia odległych obiektów i zmniejszenia fizjologicznej aktywacji stresu podczas codziennych czynności.

Kochupillai i wsp. badali pacjentów chorych na raka, którzy ukończyli standardową terapię. SKY zwiększył liczbę komórek naturalnych zabójców (NK) znacząco w 12 i 24 tygodnie praktyki w porównaniu z poziomem wyjściowym. Nie stwierdzono wpływu na podgrupy komórek T po SKY ani w grupie badanej, ani w grupie kontrolnej.

Badania przeprowadzono w AIIMS, aby wymienić limfocyty T (komórki T-helper i supressor T) i komórki NK w obwodowej krwi nauczycieli Art of Living (AOL), normalne kontrole i pacjentów chorych na raka metodą flowcytometrii w celu ustalenia, czy nastąpiła jakakolwiek zmiana w tych grupach. Autorzy zaobserwowali całkowitą liczbę komórek T i ich podgrupę T-helper, które były istotnie wyższe u nauczycieli AOL i w grupie kontrolnej w porównaniu z pacjentami z chorobą nowotworową. Istotna różnica była widoczna w komórkach NK, które były istotnie wyższe u nauczycieli AOL w porównaniu z pacjentami zdrowymi i chorymi na raka. Nie stwierdzono istotnej różnicy w populacji komórek NK pomiędzy osobami zdrowymi i chorymi na raka. Ponieważ inne czynniki były takie same w przypadku przedmiotów normalnych i nauczycieli AOL, wyższe komórki NK w nauczycielach AOL można przypisać praktyce AOL (Sudarshan Kriya). To odkrycie wspiera literaturę na temat jogi, która wykazała, że może zapobiec tłumieniu odporności po operacji wczesnego stadium raka piersi.

Modulacja odpowiedzi immunologicznych w warunkach naprężeń przez inżynierię wewnętrzną

Dwukierunkowa komunikacja między stresem a reakcjami immunologicznymi

Jak stres "dostanie się do wnętrza ciała" wpływa na odpowiedź immunologiczną? Układ odpornościowy to sieć gruczołów, węzłów i organów, które działają na rzecz

***Corresponding author Aiswarya Dileep:** Katedra periodontologii, szkoła i szpital stomatologiczny Rajarajeswari, Bangalore, Indie; e-mail: dileepaiswarya438@gmail.com

ochrony organizmu przed bakteriami, wirusami, grzybami i innymi szkodliwymi organizmami. Układ odpornościowy wymaga stałego dostarczania energii i składników odżywczych w celu utrzymania optymalnej funkcji i wydajności. Toksyny w środowisku i w naszym jedzeniu, zła dieta, brak lub nadmierne ćwiczenia i stres mogą niekorzystnie wpływać na funkcjonowanie układu odpornościowego i mogą powodować spadek jego prawidłowej aktywności. Wpływ stresu na układ odpornościowy jest mediowany przez złożoną sieć sygnałów, które funkcjonują w sposób dwukierunkowy w układzie nerwowym, hormonalnym i immunologicznym.

Wpływ osi podwzgórzowo-przysadkowej nadnerczy na odpowiedź immunologiczną

Dobre, homeostatyczne interakcje pomiędzy podwzgórzem (H) i przysadką mózgową (P) oraz nadnerczami (A) stanowią oś HPA, która kontroluje reakcje na stres i reguluje różne procesy zachodzące w organizmie, w tym trawienie, nastrój, seksualność, zużycie energii oraz układ odpornościowy. Jądro paraworowe podwzgórza syntezuje i wydziela wazopresynę i hormon uwalniający kortykotropinę (CRH). Te dwa peptydy regulują przedni płat przysadki mózgowej. CRH indukuje syntezę pro-opiomelanokortyny (POMC) i wydzielanie ACTH.Adrenokortykotropowy hormon (ACTH) z kolei stymuluje syntezę i wydzielanie hormonów steroidowych nadnerczy (glukokortykoidów), zwłaszcza kortyzolu, który jest głównym hormonem stresowym oddziałującym na wiele tkanek w organizmie, w tym na mózg. Kortyzol działa na dwa rodzaje receptorów w mózgu: receptory mineralokortykoidalne i receptory glukokortykoidowe wyrażone przez różne rodzaje neuronów. Innym ważnym celem kortyzolu jest hipokamp, który jest głównym centrum kontrolnym osi HPA. Kortyzol działa na podwzgórze i przysadkę mózgową w cyklu ujemnego sprzężenia zwrotnego w celu ograniczenia produkcji CRH i ACTH. Aktywacja HPA podczas stanu zapalnego jest ważnym mechanizmem ochronnym, ponieważ indukcja endogennych kortykosteroidów ogranicza reakcję immunologiczną i pośredniczy w podziale limfocytów. Cytokiny, w tym Interleukina (IL)-1, IL-6, czynnik hamujący białaczkę (LIF) i czynnik martwicy guza (TNF) uczestniczą jako mediatory[150] Poziomy TNF-α były istotnie niższe u uczniów zdających egzaminy z wysokimi wynikami w zakresie lęku.

***Corresponding author Aiswarya Dileep:** Katedra periodontologii, szkoła i szpital stomatologiczny Rajarajeswari, Bangalore, Indie; e-mail: dileepaiswarya438@gmail.com

Wpływ CRH i ACTH

Na uwolnienie CRH z podwzgórza ma wpływ stres, poziom kortyzolu we krwi oraz cykl snu/budzi. Poza rolą w uwalnianiu ACTH, CRH występuje dyfuzyjnie w mózgu i służy jako neuroprzekaźnik, który pośredniczy w pobudzeniu współczulnym, zapewniając ważne połączenie między oddziałami adrenokorty i autonomicznymi reakcji na stres. Podanie CRH wewnątrzkomorowe zwiększa stężenie katecholaminy w osoczu, ciśnienie krwi i częstość akcji serca151. CRH hamuje również produkcję IL-1 i IL-6 za pośrednictwem endotoksyn przez ludzkie monocyty, a ACTH hamuje produkcję interferonu-gammy (IFN-γ) przez ludzkie limfocyty. [92]

Działanie glukokortykoidów

Hormony glukokortykoidalne, lipofilowe, są zdolne do przejścia przez błonę osoczową wszystkich typów komórek. Są zdolne do hamowania cytokin, fosfolipidów, proteaz i metabolitów tlenu, a tym samym działają jako silne regulatory immunologiczne.receptory glukokortykoidowe obecne na makrofagach i limfocytach T dodatkowo pośredniczą w regulacji immunologicznej przez glikokortykoidy. Cytokiny regulują ekspresję cytokin poprzez wiązanie i aktywowanie negatywnych elementów regulacyjnych w regionie promotora genów cytokin Cytokiny regulowane w dół to IL-6, IL-2, IFN-γ,152 IL-3, Granulocyte Monocyte Stimulating Factor (GM-CSF), TNF-α, IL-4 i IL-8.

Glukokortykoidy mają tendencję do tłumienia odporności komórkowej, ale zwiększają produkcję immunoglobuliny. Tak więc, wzrost produkcji IL-4 jest widoczny na wszystkich poziomach produkcji glikokortykoidów, które hamują produkcję IL-2. Glucocorticoids mają tendencję do korzystnego uprzedzenia w kierunku rozwoju komórek T, które produkują Th2 (T-helper2) cytokiny.skłonność glikokortykoidów do zwiększenia produkcji IL-4, IL-10, i przekształcania czynnika wzrostu (TGF)β, jest zgodne z ich nadanie selektywnego uprzedzenia w kierunku odpowiedzi Th2. Komórki T pamięci są 100-krotnie mniej wrażliwe niż naiwne komórki T do hamowania przez glikokortykoidy, zwiększając możliwość, że glikokortykoidy mają większą rolę w regulowaniu pierwotnych, a nie wtórnych odpowiedzi immunologicznych.

Glukokortykoidy mogą również zakłócać działalność związaną z czynnikiem jądrowym - Kappa B (NF-κB) poprzez zawieranie transakcji na swoich inhibitorach. NF-κB reguluje wiele cytokin wytwarzanych przez makrofagi i komórki Th, dlatego represja NF-κB na poziomie transkrypcyjnym może zahamować wydzielanie tych cytokin.

***Corresponding author Aiswarya Dileep:** Katedra periodontologii, szkoła i szpital stomatologiczny Rajarajeswari, Bangalore, Indie; e-mail: dileepaiswarya438@gmail.com

W ten sposób glikokortykoidy początkowo stymulują układ odpornościowy, a następnie pomagają przywrócić go do stanu wyjściowego. Tylko w przypadku głównych czynników stresogennych o dłuższym czasie trwania lub przy dużym narażeniu na działanie glukokortykoidów układ odpornościowy nie tylko powraca do stanu wyjściowego, ale także wpada w immunosupresję.

Wpływ osi podwzgórzano-przysadka mózgowa (hpg) na odpowiedź immunologiczną

Hormon uwalniający gonadotropinę (GnRH) i sterydy płciowe odgrywają ważną rolę w modulacji i rozwoju układu odpornościowego.

Skutki działania GnRH

Immunoreaktywny i bioaktywny GnRH został wykryty w ludzkich obwodowych komórkach T (CD4+ i CD8+) oraz w linii komórek leukemicznych (Jurkat) podobnych do limfocytów T. Bezpośredni udział GnRH w dojrzewaniu grasicy oraz rozwój komórkowej i humoralnej odpowiedzi immunologicznej u szczurów został po raz pierwszy wykazany przez Morale i wsp. w 1991 roku.

Zakharova. et al. potwierdziły potencjalną rolę GnRH w programowaniu komórek immunologicznych w grasicy zarodka szczura. U starzejących się samców i samic szczurów, równoległy spadek masy grasicy w miejscach wiązania GnRH i grasicy jest odwracany przez przewlekłe (45 dni) leczenie analogiem GnRH (GnRH-N - etyloamid).Interleukina-2 (IL-2) jest ważną cytokiną w proliferacji i/lub aktywacji komórek T i B. Ekspresja receptora IL-2 (IL2R) jest stymulowana w hodowlach tymocytów szczurów i splenocytów inkubowanych z rodzimym GnRH i jego analogami przy braku jakichkolwiek innych bodźców mitogenicznych, co jest efektem odwracanym przez antagonistów GnRH. Native GnRH istotnie zwiększa produkcję in vitro IFN-γ przez ludzkie obwodowe komórki mononuklearne.166 W modelu zwierzęcym niedoboru odporności, całkowite poziomy IgG i limfocytów CD4+ wzrosły po siedmiu tygodniach podawania native GnRH, powołując się na bezpośredni efekt stymulacyjny GnRH na funkcję immunologiczną.

Sempowski i wsp. wykazali, że ekspresja IL-2, IL-10 i IL-14 zmniejsza się podczas starzenia tymiankowego.

Wpływ CRH i ACTH

***Corresponding author Aiswarya Dileep:** Katedra periodontologii, szkoła i szpital stomatologiczny Rajarajeswari, Bangalore, Indie; e-mail: dileepaiswarya438@gmail.com

Na uwolnienie CRH z podwzgórza ma wpływ stres, poziom kortyzolu we krwi oraz cykl snu/budzi. Poza rolą w uwalnianiu ACTH, CRH występuje dyfuzyjnie w mózgu i służy jako neuroprzekaźnik, który pośredniczy w pobudzeniu współczulnym, zapewniając ważne połączenie między oddziałami adrenokorty i autonomicznymi reakcji na stres. Podanie CRH wewnątrzkomorowe zwiększa stężenie katecholaminy w osoczu, ciśnienie krwi i częstość akcji serca151. CRH hamuje również produkcję IL-1 i IL-6 za pośrednictwem endotoksyn przez ludzkie monocyty, a ACTH hamuje produkcję interferonu-gammy (IFN-γ) przez ludzkie limfocyty.

Działanie glukokortykoidów

Hormony glukokortykoidalne, lipofilowe, są zdolne do przejścia przez błonę osoczową wszystkich typów komórek. Są zdolne do hamowania cytokin, fosfolipidów, proteaz i metabolitów tlenu, a tym samym działają jako silne regulatory immunologiczne.receptory glukokortykoidowe obecne na makrofagach i limfocytach T dodatkowo pośredniczą w regulacji immunologicznej przez glikokortykoidy. Cytokiny regulują ekspresję cytokin poprzez wiązanie i aktywowanie negatywnych elementów regulacyjnych w regionie promotora genów cytokin Cytokiny regulowane w dół to IL-6, IL-2, IFN-γ, IL-3, Granulocyte Monocyte Stimulating Factor (GM-CSF), TNF-α, IL-4 i IL-8.

Glukokortykoidy mają tendencję do tłumienia odporności komórkowej, ale zwiększają produkcję immunoglobuliny. Tak więc, wzrost produkcji IL-4 jest widoczny na wszystkich poziomach produkcji glikokortykoidów, które hamują produkcję IL-2. Glucocorticoids mają tendencję do korzystnego uprzedzenia w kierunku rozwoju komórek T, które produkują Th2 (T-helper2) cytokiny.skłonność glikokortykoidów do zwiększenia produkcji IL-4, IL-10, i przekształcania czynnika wzrostu (TGF)-β, jest zgodne z ich nadanie selektywnego uprzedzenia w kierunku odpowiedzi Th2. Komórki T pamięci są 100-krotnie mniej wrażliwe niż naiwne komórki T do hamowania przez glikokortykoidy, zwiększając możliwość, że glikokortykoidy mają większą rolę w regulowaniu pierwotnych, a nie wtórnych odpowiedzi immunologicznych.
Glukokortykoidy mogą również zakłócać działalność związaną z czynnikiem jądrowym - Kappa B (NF-κB) poprzez zawieranie transakcji na swoich inhibitorach. NF-κB reguluje wiele cytokin wytwarzanych przez makrofagi i komórki Th, dlatego represja NF-κB na poziomie transkrypcyjnym może zahamować wydzielanie tych cytokin.
W ten sposób glikokortykoidy początkowo stymulują układ odpornościowy, a następnie pomagają przywrócić go do stanu wyjściowego. Tylko w przypadku

***Corresponding author Aiswarya Dileep:** Katedra periodontologii, szkoła i szpital stomatologiczny Rajarajeswari, Bangalore, Indie; e-mail: dileepaiswarya438@gmail.com

głównych czynników stresogennych o dłuższym czasie trwania lub przy dużym narażeniu na działanie glukokortykoidów układ odpornościowy nie tylko powraca do stanu wyjściowego, ale także wpada w immunosupresję.

Wpływ inżynierii wewnętrznej na zmiany związane ze stresem w układzie odpornościowym

Zdolność do proaktywnego radzenia sobie ze stresem w życiu codziennym może złagodzić stałą aktywację układu hormonalnego, co z kolei zwiększa skuteczność układu odpornościowego. Badania psychoimmunologiczne wykorzystywały szereg różnych strategii, w tym hipnozę, odprężenie, ćwiczenia, klasyczne uwarunkowania, ujawnienie siebie i ekspozycję na stresor fobiczny w celu zwiększenia postrzeganego radzenia sobie i skuteczności własnej. Terapie poznawczo-behawioralne były również próbowane z różnymi próbkami populacji i te interwencje ogólnie przyniosły pozytywne zmiany. W minionych czasach starożytni mieszkańcy Chin i Indii opracowali metody ćwiczeń o wyjątkowych właściwościach leczniczych. Mimo że ewoluowały one na różnych kontynentach, Qigong, t'ai chi i joga mają pewne podobieństwa. Można je wszystkie opisać jako ćwiczenia medytacyjne i wszystkie obejmują relaks i koncentrację, koncentrację na oddechu oraz stopniowy i celowy ruch. Joga stwarza, że skręcanie i kompresja organów, pomaga masować i odmładzać organy i kanały odpornościowe. Praktyka jogi generuje również zrównoważoną energię i energię życiową wymaganą przez układ odpornościowy. Inne kluczowe pozycje mogą przynieść konkretne korzyści w celu poprawy funkcji odpornościowych:

Kurmasana (poza żółwia) podtrzymuje grasicę.

Adho Mukha Svanasana (pozycja psa zwróconego w dół) poprawia przepływ zatok i pomaga wypłukać śluz z płuc.
Otwieracze klatki piersiowej i płuc, np. Ustrasana (poza wielbłąda), Yoga Mudra i Bhujangasana (poza wielbłąda) również zwiększają mobilność płuc i wypłukują płuca.

Restorative Yoga pozes (wspierane i oparte na grawitacji) może zapewnić korzyści lecznicze podczas niskich okresów energii.

Joga prowadzi do zahamowania tylnej lub współczującej części podwzgórza, optymalizując w ten sposób reakcje współczujące organizmu na bodźce stresujące i przywraca autonomiczne mechanizmy regulacyjne związane ze stresem. Aktywność układu przywspółczulnego może wzrosnąć lub pozostać nienaruszona. Wiadomo również, że podwzgórze i układ limbiczny są ściśle związane z ekspresją emocjonalną. Praktyki jogiczne hamują obszary odpowiedzialne za strach, agresywność i wściekłość oraz stymulują ośrodki nagradzania w środkowej części przedmózgu i innych obszarach, prowadząc do stanu błogości i przyjemności. Skutkuje to niższym poziomem

[A]**Corresponding author Aiswarya Dileep:** Katedra periodontologii, szkoła i szpital stomatologiczny Rajarajeswari, Bangalore, Indie; e-mail: dileepaiswarya438@gmail.com lęku, częstości akcji serca, częstości oddychania, ciśnienia krwi i rzutu serca u uczniów uprawiających jogę i medytację niż w grupie kontrolnej.

Praktyki jogiczne prawdopodobnie hamują aktywność jąder podwzgórza międzykomorowego, co z kolei wpływa na przednią przysadkę mózgową, produkując mniej ACTH. Spadek ACTH zmniejsza syntezę kortyzolu z gruczołów nadnerczy. Spadek poziomu kortyzolu z jogą zaobserwowano w różnych badaniach.Qi Gong szkolenia, chiński system energetyczny, który łączy techniki medytacyjne z innymi praktykami, był związany z podwyższeniem w komórkach CD4 T i wyższy stosunek komórek CD4/CD8 w grupie zdrowych praktyków niż w zdrowych kontrolach. Trening Qi Gong ma również tendencję do zmniejszania poziomu lęku i osocza ACTH, kortyzolu i aldosteronu.[110] Kortyzol aktywuje również transferazę fenyloetanoloamino-N-metylową (PNMT), a w następstwie zahamowania współczucia i zmniejszenia PNMT zmniejsza się tworzenie katecholaminy. Obniżone poziomy kortykosteroidów i amin katecholowych zmniejszają reakcje na stres.

WNIOSEK: Chociaż nie jest jeszcze jasne, w jakim stopniu te pozytywne zmiany immunologiczne przekładają się na konkretne ulepszenia w istotnych aspektach zdrowia (zmiany w częstości występowania, dotkliwości lub czasu trwania choroby zakaźnej lub złośliwej), wstępne dowody są obiecujące. 216 autorów wnioskuje zatem, że stres ma tendencję do wywierania negatywnego wpływu na układ odpornościowy i czyni osobę bardziej podatną na choroby. Zarządzanie stresem, zwłaszcza stresem chronicznym lub długotrwałym (nawet jeśli nie jest on intensywny), poprzez praktykowanie różnych technik relaksacyjnych, może pomóc ludziom w przezwyciężeniu innych chorób współwystępujących z chorobami i prowadzić lepszą jakość życia nawet w okresach stresu.

***Corresponding author Aiswarya Dileep:** Katedra periodontologii, szkoła i szpital stomatologiczny Rajarajeswari, Bangalore, Indie; e-mail: dileepaiswarya438@gmail.com

REFERENCJE

1. Ankerberg J, Weldon J. Yoga. Encyklopedia wiary w nowy wiek. W środku: Eugene OR, redaktor naczelny. Stany Zjednoczone: Wydawnictwo Harvest House Publishers. 1996:593-610.
2. Sengupta P. Wpływ jogi i pranajamy na zdrowie: Przegląd stanu techniki. Międzynarodowe czasopismo medycyny prewencyjnej. 2012 Jul;3(7):444.
3. Barnes PM, Powell-Griner E, McFann K, Nahin RL. Uzupełniające i alternatywne stosowanie leków wśród dorosłych: Stany Zjednoczone, 2002. InSeminars in integrative medicine 2004 Jun 1 (Vol. 2, No. 2, pp. 54-71). WB Saunders.
4. Cannon WB. Mądrość ciała.
5. Selye H. Stres życia. 1956.
6. Beecher HK. Pomiar reakcji subiektywnych: ilościowe efekty działania leków.
7. Hammen C. Stres i depresja. Annu. Rev. Clin. Psychol... 2005 kwiecień 27; 1:293-319.
8. Kessler RC. Wpływ stresujących wydarzeń życiowych na depresję. Coroczny przegląd psychologii. 1997 Feb;48(1):191-214.
9. Krishnan V, Nestler EJ. Neurobiologia molekularna depresji. Natura 2008: 455: 894–902.
10. Goetzel RZ, Pei X, Tabrizi MJ, Henke RM, Kowlessar N, Nelson CF, Metz RD. Dziesięć modyfikowalnych czynników ryzyka zdrowotnego związanych jest z ponad jedną piątą wydatków na opiekę zdrowotną ponoszonych przez pracodawcę/pracownika. Opieka zdrowotna. 2012 1 listopada 31(11):2474-84.
11. Mavrides N, Nemeroff C. Leczenie depresji w chorobach układu krążenia. Depresja i niepokój. 2013 kwiecień;30(4):328-41.
12. Park M, Katon WJ, Wolf FM. Depresja i ryzyko zgonu u osób chorych na cukrzycę: metaanaliza i przegląd systematyczny. Psychiatria szpitalna. 2013 Maj 1;35(3):217-25.
13. Wyman L, Crum RM, Celentano D. Nastroje depresyjne i śmiertelność z przyczyn szczególnych: 40-letnia ogólna ocena społeczności. Adnotacje z epidemiologii. 2012 Wrzesień 1;22(9):638-43.
14. Chida Y, Hamer M, Wardle J, Steptoe A. Czy czynniki psychospołeczne związane ze stresem przyczyniają się do zachorowalności na raka i przetrwania? Nature Reviews Clinical Oncology. 2008 Aug;5(8):466.
15. Mitsonis, C.I., Zervas, I.M., Mitropoulos, P.A., Dimopoulos, N.P., Soldatos, C.R., Potagas, C.M. i Sfagos, C.A., 2008. Wpływ stresujących zdarzeń

***Corresponding author Aiswarya Dileep:** Katedra periodontologii, szkoła i szpital stomatologiczny Rajarajeswari, Bangalore, Indie; e-mail: dileepaiswarya438@gmail.com

życiowych na ryzyko nawrotu choroby u kobiet ze stwardnieniem rozsianym: badanie prospektywne. Psychiatria europejska, 23(7), s. 497-504.

16. Rozanski, A., Blumenthal, J.A., Davidson, K.W., Saab, P.G. i Kubzansky, L., 2005. Epidemiologia, patofizjologia i zarządzanie czynnikami ryzyka psychospołecznego w praktyce kardiologicznej: nowa dziedzina kardiologii behawioralnej. Journal of the American College of Cardiology, 45(5), str. 637-651.
17. Rugulies R. Depresja jako predyktor choroby wieńcowej serca: przegląd i metaanaliza1. Amerykańskie czasopismo medycyny prewencyjnej. 2002 Jul 1;23(1):51-61.
18. Sullivan MD, O'connor P, Feeney P, Hire D, Simmons DL, Raisch DW, Fine LJ, Narayan KV, Ali MK, Katon WJ. Depresja przewiduje śmiertelność z wszystkich przyczyn: ocena epidemiologiczna z podłoża ACCORD HRQL. Cukrzyca. 2012 Maj 21:DC_111791.
19. Wulsin LR, Vaillant GE, Wells VE. Systematyczny przegląd śmiertelności depresji. Medycyna psychosomatyczna. 1999 Jan 1;61(1):6-17.
20. Guerry JD, policja Hastings. W poszukiwaniu dysregulacji osi HPA w depresji dziecięcej i młodzieńczej. Kliniczny przegląd psychologii dziecka i rodziny. 2011 Jun 1;14(2):135-60.
21. Heim C, Newport DJ, Mletzko T, Miller AH, Nemeroff CB. Związek między urazem dzieciństwa a depresją: wgląd w badania osi HPA u ludzi. Psychoneuroendokrynologia. 2008 Jul 1;33(6):693-710.
22. Joëls M, Baram TZ. Neuro-symfonia stresu. Nature reviews neuroscience. 2009 Jun;10(6):459.
23. Miller AH, Maletic V, Raison CL. Zapalenie i jego niezadowolenie: rola cytokin w patofizjologii poważnej depresji. Psychiatria biologiczna. 2009 Maj 1;65(9):732-41.
24. Shelton RC, Claiborne J, Sidoryk-Wegrzynowicz M, Reddy R, Aschner M, Lewis DA, Mirnics K. Zmieniona ekspresja genów zaangażowanych w zapalenie i apoptozę w korze czołowej w poważnej depresji. Psychiatria molekularna. 2011 Jul;16(7):751.
25. Monteiro da Silva AM, Oakley DA, Newman HN, Nohl FS, Lloyd HM. Czynniki psychospołeczne i szybko postępujące zapalenie przyzębia u dorosłych. Dziennik periodontologii klinicznej. 1996 Aug;23(8):789-94.
26. Banasr M, Valentine GW, Li XY, Gourley SL, Taylor JR, Duman RS. Przewlekły nieprzewidywalny stres zmniejsza proliferację komórek w korze mózgowej dorosłego szczura. Psychiatria biologiczna. 2007 Wrzesień 1;62(5):496-504.

***Corresponding author Aiswarya Dileep:** Katedra periodontologii, szkoła i szpital stomatologiczny Rajarajeswari, Bangalore, Indie; e-mail: dileepaiswarya438@gmail.com

27. Duman RS, Monteggia LM. Neurotroficzny model zaburzeń nastroju związanych ze stresem. Psychiatria biologiczna. 2006 Jun 15;59(12):1116-27.
28. Duman RS, Voleti B. Ścieżki sygnałowe leżące u podstaw patofizjologii i leczenia depresji: nowe mechanizmy szybkiego działania czynników. Trendy w neurobiologii. 2012 Jan 1;35(1):47-56.
29. Krishnan V, Nestler EJ. Neurobiologia molekularna depresji. Natura. 2008 Oct 15;455(7215):894.
30. McEwen BS. Centralny wpływ hormonów stresu na zdrowie i chorobę: Zrozumienie ochronnych i szkodliwych skutków stresu i mediatorów stresu. Europejskie czasopismo z dziedziny farmakologii. 2008 kwiecień 7;583(2-3):174-85.
31. Shansky RM, Morrison JH. Wywołana stresem przebudowa dendrytu w przyśrodkowej korze przedczołowej: wpływ obwodu, hormonów i odpoczynku. Badania mózgu. 2009 październik 1;1293:108-13.
32. Lu XT, Zhao YX, Zhang Y, Jiang F. Stres psychologiczny, stres naczyniowy inflammation i aterogeneza: potencjalne role krążących cytokin. J Cardiovasc Pharmacol 2013: 62:6 – 12.
33. Centra Kontroli i Zapobiegania Chorobom (CDC. Obecna depresja wśród dorosłych - Stany Zjednoczone, 2006 i 2008 r. MMWR. Cotygodniowy raport o zachorowalności i śmiertelności. 2010 październik 1;59(38):1229.
34. Tsui AS. Przemówienie prezydenckie 2012 - współczucie dla stypendystów: Dlaczego miałoby nas to obchodzić? Akademia Przeglądu Zarządzania. 2013 kwiecień;38(2):167-80.
35. Rasmussen Jr, A.F., Marsh, J.T. and Brill, N.Q., 1957. Zwiększona podatność na opryszczkę prostą u myszy poddanych obciążeniom wynikającym z unikania nauki lub ograniczeniom. Proceedings of the society for experimental biology and medicine, 96(1), pp.183-189.
36. Amkraut AA, Solomon GF, Kraemer HC. Stres, wczesne doświadczenie i adiuwansowe zapalenie stawów u szczura. Medycyna psychosomatyczna. 1971 Maja.
37. Irwin MR. Psychoneuroimmunologia człowieka: 20 lat odkrycia. Mózg, zachowanie i immunitet. 2008 Feb 1;22(2):129-39.
38. Joëls M, Baram TZ. Neuro-symfonia stresu. Nature reviews neuroscience. 2009 Jun;10(6):459.
39. Glaser R, Kiecolt-Glaser J. Stres szkodzi układowi odpornościowemu i zdrowiu. Odkrycie medycyny. 2009 Jul 18;5(26):165-9.

***Corresponding author Aiswarya Dileep:** Katedra periodontologii, szkoła i szpital stomatologiczny Rajarajeswari, Bangalore, Indie; e-mail: dileepaiswarya438@gmail.com

40. Segerstrom SC, Miller GE. Stres psychologiczny i ludzki układ odpornościowy: metaanalityczne badanie 30 lat badań. Biuletyn psychologiczny. 2004 Jul;130(4):601.
41. Biondi M, Zannino LG. Stres psychologiczny, neuroimmunomodulacja i podatność na choroby zakaźne u zwierząt i ludzi: przegląd. Psychoterapia i psychosomatyka. 1997;66(1):3-26.
42. Cohen S, Tyrrell DA, Smith AP. Stres psychologiczny i podatność na przeziębienie. New England journal of medicine. 1991 Aug 29;325(9):606-12.
43. Pedersen A, Zachariae R, Bovbjerg DH. Wpływ stresu psychologicznego na infekcję górnych dróg oddechowych - metaanaliza badań prospektywnych. Medycyna psychosomatyczna. 2010 październik 1;72(8):823-32.
44. Genco RJ, Ho AW, Grossi SG, Dunford RG, Tedesco LA. Związek między stresem, dystresem i nieodpowiednimi zachowaniami radzenia sobie z chorobą przyzębia. Dziennik periodontologii. 1999 Jul;70(7):711-23.
45. Glaser R, Kiecolt-Glaser JK, Bonneau RH, Malarkey W, Kennedy S, Hughes J. Stresowa modulacja odpowiedzi immunologicznej na rekombinowaną szczepionkę przeciwko wirusowemu zapaleniu wątroby typu B. Medycyna psychosomatyczna. 1992 Jan 1;54(1):22-9.
46. Kiecolt-Glaser, J.K., Glaser, R., Gravenstein, S., Malarkey, W.B. i Sheridan, J., 1996. Przewlekły stres zmienia odpowiedź immunologiczną na szczepionkę przeciwko wirusowi grypy u osób starszych. Postępowanie Narodowej Akademii Nauk, 93(7), s. 3043-3047.
47. Wong SY, Wong CK, Chan FW, Chan PK, Ngai K, Mercer S, Woo J. Przewlekły stres psychospołeczny: czy moduluje odporność na szczepionkę przeciwko grypie u starszych opiekunów z Chin? Wiek. 2013 Aug 1;35(4):1479-93.
48. Caserta MT, O'Connor TG, Wyman PA, Wang H, Moynihan J, Cross W, Tu X, Jin X. Powiązania między stresem psychospołecznym a częstością występowania chorób oraz wrodzoną i adaptacyjną funkcją immunologiczną u dzieci. Mózg, zachowanie i odporność. 2008 Aug 1;22(6):933-40.
49. Nadkarni RB, Fristad MA. Stres i wsparcie dla rodziców młodzieży z zaburzeniami dwubiegunowymi. Izraelskie czasopismo psychiatrii i nauk pokrewnych. 2012;49(2):104.
50. Vedhara K, Bennett PD, Clark S, Lightman SL, Shaw S, Perks P, Hunt MA, Philip JM, Tallon D, Murphy PJ, Jones RW. Wzmocnienie reakcji przeciwciał na szczepienia przeciwko grypie u osób starszych w następstwie

***Corresponding author Aiswarya Dileep:** Katedra periodontologii, szkoła i szpital stomatologiczny Rajarajeswari, Bangalore, Indie; e-mail: dileepaiswarya438@gmail.com

interwencji w zakresie zarządzania stresem w aspekcie poznawczo-behawioralnym. Psychoterapia i psychosomatyka. 2003;72(5):245-52.
51. Szczeliny J. Herpesviral - oddziaływania bakteriobójcze w chorobach przyzębia. Periodontol 2000 2010: 52: 117–140
52. Kiecolt-Glaser JK, strona GG, Marucha PT, MacCallum RC, Glaser R. Psychologiczny influences na temat rekonwalescencji chirurgicznej. Perspektywy psychoneuroimmunologii. Am Psychol 1998: 53: 1209-1218
53. Broadbent E, Petrie KJ, Alley PG, Booth RJ. Stres psychologiczny upośledza wczesną naprawę rany po operacji. Psychosom Med 2003: 65: 865-869.
54. Kiecolt-Glaser JK, Loving TJ, Stowell JR, Malarkey WB, Lemeshow S, Dickinson SL, Glaser R. Wrogie interakcje małżeńskie, proinflammatory produkcja cytokin i gojenie ran. Arch Gen Psychiatry 2005: 62: 1377-1384
55. Marucha PT, Kiecolt-Glaser JK, Favagehi M. Leczenie ran śluzówkowych jest upośledzone przez stres badawczy. Psychosom Med 1998: 60: 362-365.
56. Glaser R, Kiecolt-Glaser JK, Marucha PT, MacCallum RC, Laskowski BF, Malarkey WB. Zmiany związane ze stresem w produkcji cytokin w ranach. Arch Gen Psychiatry 1999: 56: 450-456.
57. Ebrecht M, Hextall J, Kirtley LG, Taylor A, Dyson M, Weinman J. Perceived stress and cortisol levels predict speed of wound healing in healthy male adults. Psychoneuroendokrynologia 2004: 29: 798-809.
58. Godbout JP, Glaser R. Dysregulacja immunologiczna wywołana stresem: konsekwencje dla gojenia ran, chorób zakaźnych i nowotworów. J Neuroimmune Pharmacol 2006: 1: 421-427.
59. Ala42S100A8 łagodzi stres psychologiczno-psychologiczny upośledzający gojenie się ran skórnych. Brain Behav Immun 2009: 23: 755-759.
60. Rojas IG, Padgett DA, Sheridan JF, Marucha PT. Stresowa podatność na infekcje bakteryjne podczas gojenia się ran skórnych. Brain Behav Immun 2002: 16: 74 -84. 110.
61. Bosch JA, Engeland CG, Cacioppo JT, Marucha PT. Objawy depresyjne przewidują gojenie się rany śluzówkowej. Psychosom Med 2007: 69: 597–605.
62. Webster Marketon JI, Glaser R. Hormony stresu i funkcja immunologiczna. Cell Immunol 2008: 252: 16-26.
63. Ader R, Cohen N, Felten D. Psychoneuroimmunologia: interakcje pomiędzy układem nerwowym i immunologicznym. Lancet 1995: 345: 99 -103. 3. Aleksejuniene J, Holst D, Eriksen HM, Gjermo P. Psychospołeczny

***Corresponding author Aiswarya Dileep:** Katedra periodontologii, szkoła i szpital stomatologiczny Rajarajeswari, Bangalore, Indie; e-mail: dileepaiswarya438@gmail.com

64. Glaser R, Kiecolt-Glaser JK. Dysfunkcja immunologiczna wywołana stresem: wpływ na zdrowie. Nat Revunol 2005: 5: 243-251.
65. Silverman MN, Sternberg EM. Regulacja glikokortykoidów inflammation i jej koreluje funkcjonalnie: od osi HPA do dysfunkcji receptora glukokortykoidowego. Ann N Y Acad Sci 2012: 1261: 55 –63
66. Armata JG. Inflammatory cytokiny w stanach niepatologicznych. News Physiol Sci 2000: 15: 298-303.
67. Dantzer R, O'Connor JC, Freund GG, Johnson RW, Kelley KW. Od inflammation do choroby i depresji: kiedy układ odpornościowy podporządkowuje sobie mózg. Nat Rev Neurosci 2008: 9: 46 –56. 34.
68. Bianchi ME. DAMP, PAMP i alarmy: wszystko, co musimy wiedzieć o niebezpieczeństwie. J Leukoc Biol 2007: 81:1–5.
69. Silverman MN, Sternberg EM. Regulacja glikokortykoidów inflammation i jej koreluje funkcjonalnie: od osi HPA do dysfunkcji receptora glukokortykoidowego. Ann N Y Acad Sci 2012: 1261: 55 –63. 123.
70. Chrousos GP. Stres i zaburzenia systemu stresu. Nat Rev Endocrinol 2009: 5: 374–381.
71. Chrousos GP. Stres i seks kontra odporność i inflammation. Sci Signal 2010: 3: pe36.
72. Maes M, Berk M, Goehler L, Song C, Anderson G, Gałecki P, Leonard B. Depresja i zachowania chorobowe są odpowiedziami Janusa na wspólne ścieżki inflammatory BMC Med 2012: 10: 66.
73. Rohleder N. Ostry i przewlekły stres wywołany zmianami w czułości urządzeń peryferyjnych inflammatory ścieżki do sygnałów wielu systemów stresu -2011 Curt Richter Award Winner. Psychoneuroendokrynologia 2012: 37: 307–316.
74. Chrousos GP, Kino T. Glucocorticoid action networks and complex psychiatric and/or somatic disorders. Stres 2007: 10: 213–219.
75. Cole SW, Arevalo JM, Takahashi R, Sloan EK, Lutgendorf SK, Sood AK, Sheridan JF, Seeman TE. Komputerowa identyfikacja interakcji gen - środowisko społeczne w ludzkim miejscu IL6. Proc Natl Acad Sci U S A 2010: 107: 5681–5686.
76. Laine ML, Moustakis V, Koumakis L, Potamias G, Loos BG. Modelowanie podatności na zapalenie przyzębia. J Dent Res 2013: 92: 45–50.
77. Van Dyke TE, Sheilesh D. Czynniki ryzyka zapalenia przyzębia. Journal of the International Academy of Periodontology 2005: 7:3 -7. 133.
78. Freeman R, Goss S. Stress mierzy jako predyktorzy chorób przyzębia - wstępna komunikacja. Community Dent Oral Epidemiol 1993: 21: 176-177.

***Corresponding author Aiswarya Dileep:** Katedra periodontologii, szkoła i szpital stomatologiczny Rajarajeswari, Bangalore, Indie; e-mail: dileepaiswarya438@gmail.com

79. Davies RM, Smith RG, Porter SR. Niszczące formy chorób przyzębia u młodzieży i młodych dorosłych. Br Dent J 1985: 158: 429–436
80. Aleksejuniene J, Holst D, Eriksen HM, Gjermo P. Stres psychospołeczny, styl życia i zdrowie przyzębia. J Clin Periodontol 2002: 29: 326-335.
81. Peruzzo DC, Benatti BB, Ambrosano GM, Nogueira-Filho GR, Sallum EA, Casati MZ, Nociti FH Jr. Systematyczny przegląd czynników stresowych i psychologicznych jako możliwych czynników ryzyka choroby przyzębia. J Periodontol 2007: 78: 1491–1504.
82. Rai B, Kaur J, Anand SC, Jacobs R. Znaczniki stresu, stresu i paradontozy: badanie pilotażowe. J Periodontol 2011: 82: 287–292
83. Doyle CJ, Bartold PM. Jak wygląda stres influence paradontitis? J Int Acad Periodontol 2012: 14: 42 –49. 38. Duman RS, Monteggia LM.
84. Johannsen A, Rydmark I, Soder B, Asberg M. Gingival inflammation, zwiększona głębokość kieszeni przyzębia i podwyższona interleukina-6 w szczelinie dziąsłowej fluid kobiet w depresji na długotrwałym zwolnieniu lekarskim. J Periodontal Res 2007: 42: 546–552.
85. Moss ME, Beck JD, Kaplan BH, Offenbacher S, Weintraub JA, Koch GG, Genco RJ, Machtei EE, Tedesco LA. Eksploracyjna analiza przypadku-kontrola czynników psychospołecznych i zapalenia przyzębia u dorosłych. J Periodontol 1996: 67: 1060-1069.
86. Genco RJ, Ho AW, Grossi SG, Dunford RG, Tedesco LA. Związek między stresem, dystresem i nieodpowiednimi zachowaniami radzenia sobie z chorobą przyzębia. J Periodontol 1999: 70: 711-723
87. Johannsen A, Rydmark I, Soder B, Asberg M. Gingival inflammation, zwiększona głębokość kieszeni przyzębia i podwyższona interleukina-6 w szczelinie dziąsłowej fluid kobiet w depresji na długotrwałym zwolnieniu lekarskim. J Periodontal Res 2007: 42: 546–552
88. Breivik T, Gundersen Y, Myhrer T, Fonnum F, Osmundsen H, Murison R, Gjermo P, von H€orsten S, Opstad PK. Zwiększona podatność na zapalenie przyzębia w modelu zwierzęcym depresji: odwrócona przez przewlekłe leczenie antydepresyjną tianeptyną. J Clin Periodontol 2006: 33: 469–477.
89. Persson GR, Persson RE, MacEntee CI, Wyatt CC, Hollender LG, Kiyak HA. Zapalenie przyzębia i postrzegane ryzyko zapalenia przyzębia u starszych z objawami depresji. J Clin Periodontol 2003: 30: 691–696.
90. Anttila SS, Knuuttila ML, Sakki TK. Związek objawów depresyjnych z bezzębnością, zdrowiem zębów i zachowaniami zdrowotnymi zębów. Acta Odontol Scand 2001: 59: 406-412

***Corresponding author Aiswarya Dileep:** Katedra periodontologii, szkoła i szpital stomatologiczny Rajarajeswari, Bangalore, Indie; e-mail: dileepaiswarya438@gmail.com

91. Rosania AE, Low KG, McCormick CM, Rosania DA. Stres, depresja, kortyzol i choroby przyzębia. J Periodontol 2009: 80: 260–266.
92. Mannem S, Chava VK. Wpływ stresu na zapalenie przyzębia: badanie kliniczno-chemiczne. J Indian Soc Periodontol 2012: 16: 365–369.
93. Bailey MT, Kinsey SG, Padgett DA, Sheridan JF, Leblebicioglu B. Stres społeczny zwiększa produkcję IL-1beta i TNF-alfa przez komórki CD11b+ stymulowane przez Porphyromonas gingivalis lipopolys accharide-stymulowane. Zachowanie się fizjolu w 2009 roku: 98: 351–358
94. Elter JR, White BA, Gaynes BN, Bader JD. Związek depresji klinicznej z wynikami leczenia periodontologicznego. J Periodontol 2002: 73: 441-449.

***Corresponding author Aiswarya Dileep:** Katedra periodontologii, szkoła i szpital stomatologiczny Rajarajeswari, Bangalore, Indie; e-mail: dileepaiswarya438@gmail.com

ROZDZIAŁ 2

MEDYCYNA ZINTEGROWANA, [INŻYNIERIA WEWNĘTRZNA], CUKRZYCA TYPU MALLIETUS I PERIODONTOLOGIA

Aiswarya Dileep*1, Krishna Kripal1

1Oddział Periodontologii, Kolegium Stomatologiczne i Szpital Rajarajeswari, Bangalore, Indie

Streszczenie: Cukrzyca jest klinicznie i genetycznie niejednorodną grupą zaburzeń metabolicznych przejawiających się nienormalnie wysokim poziomem glukozy we krwi. Hiperglikemia jest wynikiem niedoboru wydzielania insuliny spowodowanego dysfunkcją komórek β trzustki lub oporności na działanie insuliny w wątrobie i mięśniach, lub połączenia tych czynników. Często to zaburzenie metaboliczne związane jest ze zmianami w metabolizmie adipocytów. Cukrzyca jest zespołem i obecnie uznaje się, że przewlekła hiperglikemia prowadzi do długotrwałego uszkodzenia różnych narządów, w tym serca, oczu, nerek, nerwów i układu naczyniowego.

Słowa kluczowe: Cukrzyca typu mallietus, hiperglikemia, inżynieria wewnętrzna

INTRODUKCJA:

Istnieje kilka etiologii cukrzycy i chociaż ustalenie rodzaju cukrzycy dla każdego pacjenta jest ważne, zrozumienie patofizjologii różnych form choroby jest kluczem do właściwego leczenia. Obecna klasyfikacja cukrzycy opiera się na patofizjologii każdej formy choroby. Fizjologiczne działanie glukozy z osocza insuliny jest regulowane w stosunkowo wąskim zakresie (55-165 mg/dl) w ciągu 24 h, pomimo dużych wahań podaży i konsumpcji glukozy. Insulina jest głównym regulatorem homeostazy glukozy, ale odgrywa również kluczową rolę w metabolizmie tłuszczów i białek. Produkcja i wydzielanie insuliny wzrasta wraz z przyjmowaniem pokarmu, a spada wraz z niedostatkiem pokarmu. Hormon ma duzy wpływ na mięśnie, tkankę tłuszczową i wątrobę. Insulina pozwala, aby glukoza z krwiobiegu przedostała się do tkanek docelowych, w których glukoza jest wykorzystywana jako źródło energii.

Receptor insuliny jest białkiem heterotetramerycznym, składającym się z dwóch zewnątrzkomórkowych jednostek αsubitowych i dwóch transmembranowych jednostek β-subitowych. Wiązanie liganda z podjednostką α receptora insulinowego stymuluje aktywność kinazy tyrozynowej nieodłącznie związaną z podjednostką β receptora. Szeroko zakrojone badania wykazały, że zdolność receptora do autofosforowania i do wewnątrzkomórkowych substratów fosforowych jest niezbędna dla jego mediacji złożonych odpowiedzi komórkowych na insulinę[1].

Insulina jest wydzielana przez komórkę β trzustki bezpośrednio do krążenia wrotnego. Insulina hamuje wydzielanie glukozy wątrobowej poprzez stymulowanie

***Corresponding author Aiswarya Dileep:** Katedra periodontologii, szkoła i szpital stomatologiczny Rajarajeswari, Bangalore, Indie; e-mail: dileepaiswarya438@gmail.com

syntezy glikogenu oraz hamowanie glikogenolizy i glukoneogenezy, zmniejszając w ten sposób przepływ prekursorów glukonogennych i wolnych kwasów tłuszczowych do wątroby. W cukrzycy typu 2 zwiększone tempo produkcji glukozy w wątrobie powoduje rozwój hiperglikemii jawnej, szczególnie hiperglikemii na czczo. W warunkach podstawowych około 50% wszystkich przypadków wykorzystania glukozy występuje w mózgu, który jest niezależny od insuliny. Kolejne 25% pochłaniania glukozy występuje w obszarze splanchnicznym (wątroba i tkanki przewodu pokarmowego) i jest również niezależne od insuliny[2]. Pozostałe 25% metabolizmu glukozy w stanie poabsorpcyjnym odbywa się w tkankach zależnych od insuliny, głównie w mięśniach. Około 85% endogenicznej produkcji glukozy pochodzi z wątroby, a reszta produkowana jest przez nerki. Około połowy podstawowej produkcji glukozy w wątrobie pochodzi z glikogenolizy, a połowa z glukoneogenezy[3]. Insulina jest hormonem anabolicznym, który wspomaga syntezę lipidów i hamuje ich degradację. Oprócz promowania lipogenezy w wątrobie, insulina stymuluje również enzymy syntezy lipidów (synteza kwasów tłuszczowych, acetylo-koenzym A karboksylaza) oraz hamuje lipolizę w tkance tłuszczowej. Antylipolizowe działanie insuliny jest przede wszystkim mediowane przez zahamowanie lipazy wrażliwej na hormony.

Cukrzyca typu 2

Ta forma cukrzycy była wcześniej definiowana jako cukrzyca bezinsulinozależna. Obecnie wiadomo, że pacjenci chorzy na cukrzycę typu 2 mają insulinooporność, która zmienia wykorzystanie endogennie wytwarzanej insuliny w komórkach docelowych. Pacjenci typu 2 również zmienili produkcję insuliny. U wielu pacjentów, zwłaszcza na wczesnym etapie choroby, produkcja insuliny jest zwiększona, co prowadzi do hiperinsulinemii. W miarę postępu choroby produkcja insuliny często spada, a pacjenci mają względny niedobór insuliny w powiązaniu z obwodową insulinoopornością[4]. Nie dochodzi jednak do autoimmunologicznego niszczenia komórek β, a pacjenci zachowują zdolność do pewnej produkcji insuliny. Zmniejsza to częstość występowania kwasicy ketonowej u osób z cukrzycą typu 2 w porównaniu z osobami z cukrzycą typu 1, ale kwasica ketonowa może występować w połączeniu ze stresem związanym z inną chorobą, taką jak infekcja.

Oporność na insulinę może ulec poprawie wraz ze zmniejszeniem masy ciała i/lub leczeniem farmakologicznym, ale rzadko jest przywracana do stanu normalnego. Oprócz silnych predyspozycji genetycznych, które nadal nie są jasno określone, ryzyko rozwoju tej formy cukrzycy wzrasta wraz z wiekiem, otyłością, wcześniejszą ciążową cukrzycą i brakiem aktywności fizycznej.

Cukrzyca typu 1

Początek cukrzycy typu 1 jest zazwyczaj dość nagły w porównaniu z cukrzycą typu 2. Klasycznymi objawami i objawami cukrzycy są wielomocz, polidipsja i polifagia,

***Corresponding author Aiswarya Dileep:** Katedra periodontologii, szkoła i szpital stomatologiczny Rajarajeswari, Bangalore, Indie; e-mail: dileepaiswarya438@gmail.com

jednak inne mogą być obecne. Utrzymująca się hiperglikemia powoduje diurezę osmotyczną, prowadzącą do wielomoczu. To zwiększone oddawanie moczu powoduje utratę glukozy, wolnej wody i elektrolitów w moczu, co w konsekwencji prowadzi do polidipsji. Hipotensja poporodowa może mieć charakter wtórny w stosunku do zmniejszonej objętości osocza, a osłabienie może wystąpić w wyniku marnowania potasu i katabolizmu białek mięśniowych. Utrata wagi często ma miejsce pomimo nadmiernego poczucia głodu (polifagia) i częstego przyjmowania pokarmu. Rozmyte widzenie jest konsekwencją ekspozycji soczewki i siatkówki na stan hiperosmolarny.

- **Polyuria (excessive urination)**
- **Polydipsia (excessive thirst)**
- **Polyphagia (excessive hunger)**
- **Unexplained weight loss**
- **Changes in vision**
- **Fatigue, weakness**
- **Irritability**
- **Nausea**
- **Dry mouth**
- **Ketoacidosis***

***Ketoacidosis is usually associated with severe hyperglycemia and occurs mainly in type 1 diabetes.**

Tabela 2.1 Oznaki i objawy cukrzycy mallu.

Zaawansowane formowanie produktów końcowych glikacji

U osób z trwałą hiperglikemią białka ulegają glikowaniu, tworząc zaawansowane produkty końcowe glikacji. Tworzenie tych stabilnych białek zawierających węglowodany jest głównym ogniwem łączącym różne powikłania cukrzycowe. Zaawansowane produkty końcowe glikacji tworzą się na kolagenie, głównym składniku macierzy pozakomórkowej w całym organizmie[8]. W ścianie naczynia krwionośnego gromadzi się zaawansowany - modyfikowany produktem końcowym - kolagen, pogrubiający ścianę naczynia i zwężenie światła. Ten zmodyfikowany kolagen naczyniowy może unieruchomić i kowalentnie usieciować krążące lipoproteiny o małej

***Corresponding author Aiswarya Dileep:** Katedra periodontologii, szkoła i szpital stomatologiczny Rajarajeswari, Bangalore, Indie; e-mail: dileepaiswarya438@gmail.com

gęstości, powodując nagromadzenie lipoprotein o małej gęstości i przyczyniając się do powstawania atheroma w dużych naczyniach krwionośnych. Zaawansowane tworzenie produktów końcowych glikacji występuje zarówno w tętnicach centralnych, jak i obwodowych i uważa się, że przyczynia się to w znacznym stopniu do powikłań makronaczyniowych cukrzycy, częściowo poprzez regulację cząsteczek adhezyjnych naczyniowych. Modyfikacja kolagenu przez zaawansowane produkty końcowe glikacji zachodzi również w błonie podstawnej małych naczyń krwionośnych, zwiększając grubość błony podstawnej i zmieniając normalny transport homeostatyczny przez błonę. Zaawansowane produkty końcowe glikacji mają znaczący wpływ na poziomie komórkowym, wpływając na interakcje komórkowe, macierz komórkowa i macierz-matryca. Receptor zaawansowanych produktów końcowych glikacji (znany jako RAGE) znajduje się na powierzchni komórek mięśni gładkich, komórek śródbłonka, neuronów, monocytów i makrofagów[9]. Hiperglikemia powoduje zwiększoną ekspresję tego receptora dla zaawansowanych produktów końcowych glikacji oraz zwiększone interakcje między zaawansowanymi produktami końcowymi glikacji a ich receptorem na śródbłonku, powodując wzrost przepuszczalności naczyń i tworzenie się zakrzepów. Te oddziaływania na powierzchnię komórkową monocytów wywołują zwiększony stres oksydantów komórkowych i aktywują czynnik transkrypcyjny -κB, zmieniając fenotyp monocytu/makrofagu i powodując zwiększoną produkcję prozapalnych cytokin, takich jak interleukina-1 i czynnik martwicy nowotworów -α. Cytokiny te przyczyniają się do przewlekłych procesów zapalnych w tworzeniu zmian miażdżycowych[10].

Cukrzyca i zdrowie jamy ustnej/okresowej

Wpływ cukrzycy na zdrowie jamy ustnej Wpływ cukrzycy na jamę ustną został dobrze zbadany i zostanie poddany krótkiej analizie. Wiele dowodów wskazuje na to, że cukrzyca jest czynnikiem ryzyka zapalenia dziąseł i paradontozy. Stopień kontroli glikemicznej jest ważną zmienną w relacji między cukrzycą a chorobami przyzębia, przy czym u osób o słabej kontroli obserwuje się wyższą częstość występowania i nasilenie zapalenia dziąseł oraz niszczenia przyzębia[11]. Duże badania epidemiologiczne wykazały, że cukrzyca zwiększa ryzyko utraty kości wyrostka zębodołowego i utraty przyczepu około trzykrotnie w porównaniu z osobami niecukrzycowymi. Wyniki te zostały potwierdzone w metaanalizach badań w różnych populacjach cukrzycowych. W analizach podłużnych cukrzyca zwiększa ryzyko postępującej utraty kości i przywiązania w czasie. Stopień kontroli glikemicznej może być głównym czynnikiem determinującym ryzyko. Na przykład w dużym badaniu epidemiologicznym w Stanach Zjednoczonych (NHANES III) u dorosłych ze słabo kontrolowaną cukrzycą ryzyko wystąpienia paradontozy było 2,9-krotnie większe niż u osób nie cierpiących na cukrzycę; natomiast u osób z dobrze kontrolowaną cukrzycą nie odnotowano istotnego wzrostu ryzyka wystąpienia paradontozy[12]. Podobnie słabo kontrolowane osoby chore na cukrzycę typu 2 wykazywały 11-krotny wzrost ryzyka

***Corresponding author Aiswarya Dileep:** Katedra periodontologii, szkoła i szpital stomatologiczny Rajarajeswari, Bangalore, Indie; e-mail: dileepaiswarya438@gmail.com

utraty kości wyrostka zębodołowego w ciągu 2 lat w porównaniu z osobami nieposiadającymi kontroli cukrzycowej. Z drugiej strony, dobrze kontrolowani pacjenci typu 2 nie mieli istotnego wzrostu ryzyka utraty kości podłużnej w porównaniu z pacjentami bez cukrzycowej kontroli.
Wiele mechanizmów, za pomocą których cukrzyca wpływa na przyzębie, jest podobnych do patofizjologii klasycznych powikłań cukrzycy naczyniowej i makronaczyniowej. Niewiele jest różnic w mikrobiocie poddziąsłowej między pacjentami z cukrzycą a pacjentami bez cukrzycy z paradontozą[13]. Sugeruje to, że zmiany w immunozapalnych czynnikach chorobotwórczych gospodarza mogą odgrywać dominującą rolę. Cukrzyca może prowadzić do upośledzenia adherencji neutrofilów, chemotaksji i fagocytozy, co może ułatwić bakteryjne przetrwanie w kieszeni przyzębia i znacząco zwiększyć zniszczenie przyzębia. Podczas gdy neutrofili są często niedoczynne w cukrzycy, pacjenci ci mogą mieć nadwrażliwy monocyt/makrofagowy fenotyp, co prowadzi do znacznego zwiększenia produkcji prozapalnych cytokin i mediatorów. Ta hiperinflammatoryczna odpowiedź skutkuje podwyższonym poziomem prozapalnych cytokin w płynie szczelinowym dziąseł. Płyn szczelinowy dziąsłowy jest przesiąknięty z surowicy, a zatem podwyższone stężenia mediatorów zapalnych w surowicy mogą znaleźć odzwierciedlenie w podobnie podwyższonych stężeniach tych mediatorów w płynie szczelinowym dziąsłowym. Poziom cytokin w płynie szczelinowym dziąseł jest związany z poziomem kontroli glikemii u chorych na cukrzycę. W jednym z badań nad pacjentami z zapaleniem przyzębia, u osób z poziomem hemoglobiny A >8% stwierdzono, że poziom płynu szczeliny dziąsłowej A był prawie dwukrotnie wyższy niż u osób, u których poziom hemoglobiny A wynosił <8%[15] Efektem netto tych zmian obronnych gospodarza w cukrzycy jest wzrost stanu zapalnego przyzębia, utrata przyczepu i utrata kości. Podwyższone cytokiny prozapalne w środowisku przyzębia mogą odgrywać rolę w nasilonym niszczeniu przyzębia u wielu osób chorych na cukrzycę.
Tworzenie zaawansowanych produktów końcowych glikacji, stanowiących krytyczne ogniwo w wielu powikłaniach cukrzycowych, występuje również w przyzębiu, a ich szkodliwy wpływ na inne układy narządowe może znaleźć odzwierciedlenie również w tkankach przyzębia[14], w tkankach dziąsłowych osób chorych na cukrzycę typu 2 stwierdzono ostatnio 50% wzrost RNA przekaźnika dla receptora zaawansowanych produktów końcowych glikacji w porównaniu z tkankami niecukrzycowymi[16] Metaloproteinazy macierzy są krytycznymi składnikami homeostazy tkankowej i gojenia ran i są produkowane przez wszystkie główne typy komórek przyzębia. Produkcja metaloproteinaz macierzy, takich jak kolagenaza, wzrasta u wielu chorych na cukrzycę, co prowadzi do zmiany homeostazy kolagenu i gojenia się ran w obrębie przyzębia.

***Corresponding author Aiswarya Dileep:** Katedra periodontologii, szkoła i szpital stomatologiczny Rajarajeswari, Bangalore, Indie; e-mail: dileepaiswarya438@gmail.com

Wpływ infekcji przyzębia na cukrzycę

Choroby przyzębia mają charakter zapalny, jako takie mogą zmieniać kontrolę glikemiczną w podobny sposób jak otyłość, kolejny stan zapalny. Badania wykazały, że pacjenci chorzy na cukrzycę z zakażeniem przyzębia mają większe ryzyko pogorszenia kontroli glikemii w czasie w porównaniu z osobami chorymi na cukrzycę bez zapalenia przyzębia. Ponieważ choroby układu krążenia są tak szeroko rozpowszechnione u osób chorych na cukrzycę oraz ponieważ badania sugerują, że choroba przyzębia może być istotnym czynnikiem ryzyka zawału serca i udaru mózgu, w ostatnim badaniu wzdłużnym zbadano wpływ choroby przyzębia na śmiertelność z wielu przyczyn u ponad 600 osób z cukrzycą typu 2[17]. U osób z ciężkim zapaleniem przyzębia śmiertelność z powodu choroby niedokrwiennej serca była 2,3 razy większa niż u osób bez zapalenia przyzębia lub tylko nieznaczną chorobą, po uwzględnieniu innych znanych czynników ryzyka. Śmiertelność z powodu nefropatii cukrzycowej była 8,5-krotnie większa u osób z ciężkim paradontozą. Ogólna śmiertelność z powodu choroby sercowo-nerkowej była 3,5-krotnie wyższa u osób z ciężkim paradontozą, co sugeruje, że obecność choroby przyzębia stanowi zagrożenie dla śmiertelności sercowo-naczyniowej i nerek u osób chorych na cukrzycę.

Kilka mechanizmów może wyjaśniać wpływ infekcji przyzębia na kontrolę glikemiczną. Jak wspomniano powyżej, systemowe zapalenie odgrywa istotną rolę we wrażliwości na insulinę i dynamice glukozy. Dowody wskazują, że choroby przyzębia mogą wywołać lub utrwalić podwyższony układowy stan zapalny, co znajduje odzwierciedlenie w zwiększonym stężeniu białka C-reaktywnego w surowicy, interleukiny-6 i fibrynogenu u wielu osób z zapaleniem przyzębia[18]. Zapalenie wywołuje insulinooporność, która często towarzyszy infekcjom ogólnoustrojowym. Wykazano, że ostre nieokresowe zakażenia bakteryjne i wirusowe zwiększają insulinooporność i nasilają kontrolę glikemiczną Zakażenie przyzębia [19] może podobnie podnieść układowy stan zapalny i zaostrzyć insulinooporność. Czynnik martwicy nowotworów-α, produkowany w obfitości przez adipocyty, zwiększa insulinooporność poprzez zapobieganie autofosforylacji receptora insuliny i hamowanie sygnalizacji drugiego komunikatora poprzez zahamowanie enzymu kinazy tyrozynowej. 236 Interleukina-6 jest ważna w stymulowaniu produkcji czynnika martwicy nowotworów-α, dlatego też zwiększona produkcja interleukiny-6 w otyłości skutkuje wyższymi poziomami krążenia zarówno czynnika martwicy nowotworów-6, jak i czynnika martwicy-α. Zakażenie przyzębia może wywoływać podwyższone stężenie interleukiny6 i czynnika martwicy nowotworów-α w surowicy i może odgrywać podobną rolę jak otyłość w wywoływaniu lub zaostrzaniu insulinooporności.

***Corresponding author Aiswarya Dileep:** Katedra periodontologii, szkoła i szpital stomatologiczny Rajarajeswari, Bangalore, Indie; e-mail: dileepaiswarya438@gmail.com

Wpływ inżynierii wewnętrznej na cukrzycę typu mallietus

Stres oksydacyjny jest główną przyczyną rozwoju insulinooporności, dysfunkcji komórek β, cukrzycy i związanych z nią schorzeń klinicznych, takich jak miażdżyca, powikłania naczyniowe i neuropatia. Joga okazała się korzystna w zmniejszaniu stresu oksydacyjnego w cukrzycy typu 2, ale brak jest kontrolowanych prób wykazujących to samo. Wiele doniesień opisuje wpływ jogi na stres oksydacyjny, kontrolę glikemiczną, kontrolę ciśnienia tętniczego i antropometrię u chorych na cukrzycę typu 2 z powikłaniami lub bez nich w porównaniu z osobami kontrolnymi na standardową opiekę. Badanie przeprowadzone przez Hegde VS et al sugeruje, że w porównaniu ze standardową opieką, joga doprowadziła do znacznego zmniejszenia BMI, kontroli glikemicznej i aldehydu malonowego oraz zwiększenia stężenia glutationu i witaminy C. Nie stwierdzono różnic w obwodzie talii, stosunku talii do bioder, ciśnienia krwi, witaminy E lub dysmutazy ponadtlenkowej w grupie jogi w dalszych badaniach.265 Joga może być wykorzystywana jako skuteczna terapia w zmniejszaniu stresu oksydacyjnego w cukrzycy typu 2. Joga oprócz standardowej opieki pomaga zredukować BMI i poprawić kontrolę glikemiczną u pacjentów z cukrzycą typu 2.

Choroba przyzębia jest uważana za szóste powikłanie cukrzycy typu mallietus. Joga jest stosowana w dziedzinie terapii w czasach nowożytnych. Przeprowadzono badania mające na celu zrozumienie zmian zachodzących podczas ćwiczeń jogicznych (asany i pranajamy). Istotne zmiany fizyczne, fizjologiczne, psychologiczne, psychologiczne i endokrynologiczne zostały zgłoszone poprzez stosowanie różnych schematów jogicznych w danym okresie czasu. Joga wzbudziła w ten sposób nadzieję, że pacjenci chorzy na cukrzycę będą mieli wolne od komplikacji życie przy stosunkowo mniejszej ilości leków. Ograniczone udokumentowane dowody wskazują na pozytywny wpływ ćwiczeń jogicznych na badanie poziomu cukru we krwi. Wpływ na inne ważne aspekty cukrzycy typu mallietus, takie jak insulina w surowicy i profil lipidowy w surowicy, praktycznie nie istnieje. Intensywność i czas trwania ćwiczeń wymaganych do zmniejszenia LDL i zwiększenia stężenia cholesterolu HDL są prawdopodobnie większe niż te, które mogą być osiągnięte przez większość pacjentów z NIDDM[20].

W badaniu przeprowadzonym przez Malhotra V et al, trzynaście asan i pranajam wykonanych przez pacjentów z cukrzycą typu 2: Surya Namaskar, Trikonasana, Tadasana, Sukhasana, Padmasana, Bhastrika pranayama, Pashimottanasana, Ardhmatsyendrasana, Pawanmuktasana, Bhujangasana, Vajrasana, Dhanurasana i Shavasana są korzystne dla cukrzycy typu mallietus[21]. Ich podstawowe parametry obejmowały badania biochemiczne FBG, PPG, poziomu HbA1 i profilu lipidowego, a także testy EKG, przewodnictwa nerwowego i funkcji pulmanarowej. Pomiaru cukru we krwi dokonano metodą oksydazy glukozy metodą Trindera, HbA1 metodą

*Corresponding author Aiswarya Dileep: Katedra periodontologii, szkoła i szpital stomatologiczny Rajarajeswari, Bangalore, Indie; e-mail: dileepaiswarya438@gmail.com

jonowymiennej żywicy i profilu lipidowego. Metoda ta polega na wytrącaniu chylomikronów, LDL,VLDL i cholesterolu HDL w supernatancie. Stwierdzono istotny spadek stężenia glukozy we krwi na czczo, glukozy we krwi po prandialu, cholesterolu w surowicy. Zmniejszono również stężenie trójglicerydów, cholesterolu lipoprotein o małej gęstości oraz lipoprotein o małej gęstości i hemoglobiny glikowanej. To odkrycie sugeruje, że asany jogi mają korzystny wpływ na kontrolę glikemiczną i profil lipidowy w cukrzycy od łagodnej do umiarkowanej typu 2.

Sahey i wsp. zgłaszali również znaczny spadek zawartości wolnych kwasów tłuszczowych i znaczne zmniejszenie aktywności lipazy w surowicy cukrzycy po treningu jogi. Wolne kwasy tłuszczowe są antagonistami insuliny, obniżenie jej poziomu wiąże się z poprawą stanu cukrzycowego. Nastąpił znaczny spadek stężenia glukozy we krwi na czczo. Godzinny poziom glukozy we krwi po posiłku również zmniejszył się po 40 dniach asan jogi. Dang i Sahay zgłosiły spadek stężenia glikozylowanej hemoglobiny do normalnego poziomu po asanach jogi. Dokładny mechanizm działania asan jogi jest nieznany. Postuluje się bezpośrednie odmłodzenie/regenerację komórek trzustki, co może zwiększyć wykorzystanie i metabolizm glukozy w tkankach obwodowych, wątrobie i tkance tłuszczowej poprzez proces enzymatyczny.

W badaniu przeprowadzonym przez Shepard podkreślono, że w niektórych badaniach, w których dzieci chore na cukrzycę były objęte programem treningowym, niektóre dostrzegły znaczne zmniejszenie zapotrzebowania na insulinę, a inne były w stanie zakończyć leczenie cukrzycowe. Wiadomo również, że ekstremalne życie w pozycji siedzącej. Z powodu tej obserwacji uznano, że ćwiczenie może stanowić ważny element programu kontroli cukrzycy typu 1. Kampania wykazała istotne zmniejszenie ilości lipoprotein o małej gęstości wśród grupy adolwentów, którzy mieli cukrzycę typu 1. Retrospektywne badanie 67 dorosłych z cukrzycą typu 1 przeprowadzone przez Laporte274 ujawniło, że ci cukrzycy, którzy uprawiali sporty zespołowe w szkole średniej i na studiach mieli niższą śmiertelność i niższą zapadalność na choroby układu krążenia niż ich koledzy siedzący. Zaobserwowano również, że cukrzycy uczestniczący w sporcie nie wykazywali wyższego poziomu retinopatii, czego się obawiano.

Wiele badań wykazało natychmiastowy wpływ ćwiczeń na cukrzycę typu 2[20]. Ćwiczenie zmniejsza tempo wzrostu stężenia glukozy we krwi, zwiększa liczbę receptorów insulinowych oraz zwiększa czułość i poziom wchłaniania insuliny przez tkanki. Ze względu na działanie hormonalne i metaboliczne uważa się, że regularne ćwiczenia fizyczne mogą zapobiec lub zatrzymać rozwój cukrzycy typu 2.

Richter i Galbo[21] doszli do wniosku, że regularne ćwiczenia fizyczne wśród osób genetycznie predysponowanych do cukrzycy typu 2 mogą zapobiec jej rozwojowi, prawdopodobnie poprzez zmniejszenie zapotrzebowania na komórki beta trzustki.

***Corresponding author Aiswarya Dileep:** Katedra periodontologii, szkoła i szpital stomatologiczny Rajarajeswari, Bangalore, Indie; e-mail: dileepaiswarya438@gmail.com

WNIOSEK:
Stres oksydacyjny jest główną przyczyną rozwoju insulinooporności, dysfunkcji komórek β, cukrzycy i związanych z nią schorzeń klinicznych, takich jak miażdżyca, powikłania naczyniowe i neuropatia. Joga okazała się być korzystne w zmniejszaniu stresu oksydacyjnego w cukrzycy typu 2, ale brak jest kontrolowanych badań, aby zademonstrować to samo. Wiele doniesień opisuje wpływ jogi na stres oksydacyjny, kontrolę glikemiczną, kontrolę ciśnienia tętniczego i antropometrię u chorych na cukrzycę typu 2 z powikłaniami lub bez nich w porównaniu z osobami kontrolnymi na standardową opiekę.

REFERENCJE

1. Ellis L, Morgan DO, Clauser E, Roth RA, Rutter WJ. Cytoplazmatyczna domena zakotwiczona w błonie ludzkiego receptora insulinowego pośredniczy w konstytutywnie zwiększonym, niezależnym od insuliny poborze 2-deoksyglukozy. Mol Endokrynol 1987: 1: 15-24.
2. DeFronzo RA, Bonadonna RC, Ferannini E. Patogeneza NIDDM: przegląd zrównoważony. Cukrzyca 1992: 15: 318-368.
3. DeFronzo RA, Gunnarsson R, Bjorkman O, Olsson M, Wahren J. Wpływ insuliny na metabolizm glukozy w cukrzycy nieinsulinozależnej. J Clin Invest 1985: 76: 149-155.
4. Ekberg K, Landau BR, Wajngot A, Chandramouli V, Efendic S, Brunengraber H, Wahren J. Wkład nerek i wątroby w produkcję glukozy w stanie pochłaniania i po 60 h postu. Cukrzyca 1999: 48: 292-298.
5. Baron AD, Schaeffer L, Shragg P, Kolterman OG. Rola hiperglukagonemii w utrzymaniu zwiększonej wydajności glukozy wątrobowej u chorych na cukrzycę typu II. Cukrzyca 1987: 36: 274-283.
6. Gale EA. Wzrost zachorowań na cukrzycę typu 1 w XX wieku. Cukrzyca 2002: 51: 3353-3361.
7. Harrison LC, Honeyman MC. Mleko krowie i cukrzyca typu 1: prawdziwa debata dotyczy funkcji odporności błony śluzowej. Cukrzyca 1999: 48: 1501-1507.
8. Graves PM, Norris JM, Pallansch MA, Gerling IC, Rewers M. Rola infekcji enterowirusowych w rozwoju IDDM: ograniczenia obecnych podejść. Cukrzyca 1997: 46: 161-168.
9. Karvonen M, Tuomilehto J, Libman I, LaPorte R. Przegląd najnowszych danych epidemiologicznych dotyczących występowania na świecie cukrzycy

***Corresponding author Aiswarya Dileep:** Katedra periodontologii, szkoła i szpital stomatologiczny Rajarajeswari, Bangalore, Indie; e-mail: dileepaiswarya438@gmail.com

typu 1 (insulinozależnej). Grupa projektowa DIAMOND Światowej Organizacji Zdrowia. Diabetologia 1993: 36: 883-892.
10. Zimmet P, Alberti KG, Shaw J. Globalny i społeczny wpływ epidemii cukrzycy. Rodzaj danych z 2001 r.: 414: 782-787.
11. Mokdad AH, Bowman BA, Ford ED, Vinicor F, Marks JS, Koplan JP. Trwające epidemie otyłości i cukrzycy w Stanach Zjednoczonych. J Am Med Assoc 2001: 286: 1195-1200.
12. NewmanB, SelbyJV, SlemendaC, FabsitzR, FriedmanGD. Zgodność dla cukrzycy typu 2 (nieinsulinozależnej) u bliźniaków płci męskiej. Diabetologia 1987: 30: 763-768.
13. Komitet Ekspertów Amerykańskiego Stowarzyszenia Cukrzycy ds. Diagnostyki i Klasyfikacji Cukrzycy Mellitus. Sprawozdanie Komitetu. Cukrzyca 1997: 20: 1183-1197.
14. Komitet Ekspertów Amerykańskiego Stowarzyszenia Cukrzycy ds. Diagnostyki i Klasyfikacji Cukrzycy Mellitus. Sprawozdanie uzupełniające w sprawie rozpoznania cukrzycy typu Mellitus. Cukrzyca 2003: 26: 3160-3167.
15. Bingley PJ, Bonifacio E, Williams AJ, Genovese S, Bottazzo GF, Gale EA. Przewidywanie IDDM w populacji ogólnej: strategie oparte na kombinacji markerów autoprzeciwciał. Cukrzyca 1997: 46: 1701-1710.
16. Rhodes CJ. Cukrzyca typu 2 - kwestia życia i śmierci komórek b? Nauka 2005: 307: 380-384.
17. Bergman RN, Ader M. Wolne kwasy tłuszczowe i patogeneza cukrzycy typu 2. Trendy Endokrynol Metab 2000: 11: 351-356.
18. Engelgau MM, Herman WH, Smith PJ, German RR, Aubert RE. Epidemiologia cukrzycy i ciąży w amerykańskiej opiece nad chorymi na cukrzycę 1995: 18: 1029-1033.
19. Mealey BL. Cukrzyca. W środku: Rose LF, Genco RJ, Mealey BL, Cohen DW, redaktorzy. Medycyna periodontologiczna. Toronto, ON: BC Decker Inc., Publishers, 2000: 121-150.
20. Fernandez-Real JM, Ricart W. Insulin resistance and chronic cardiovascular inflammatory syndrome. Endocr Rev 2003: 24: 278-301.
21. Gimbrone MJ, Cybulsky M, Kume N, Collins T, Resnick N. Śródbłonek naczyniowy: integrator patofizjologicznych bodźców w aterogenezie. Ann N Y Acad Sci 1995: 748: 122-131.

***Corresponding author Aiswarya Dileep:** Katedra periodontologii, szkoła i szpital stomatologiczny Rajarajeswari, Bangalore, Indie; e-mail: dileepaiswarya438@gmail.com

ROZDZIAŁ 3

MEDYCYNA ZINTEGROWANA [INŻYNIERIA WEWNĘTRZNA] , OTYŁOŚĆ I PERIODONTOLOGIA

Aiswarya Dileep*1, Krishna Kripal1,Anirbhan Chatterjee2

[1]*Oddział Periodontologii, Kolegium Stomatologiczne i Szpital Rajarajeswari, Bangalore, Indie*

Streszczenie: Otyłość to nadmiar tkanki tłuszczowej w stosunku do szczupłej masy ciała, w stopniu, w jakim leczy to upośledzenie. Najczęściej stosowaną miarą tkanki tłuszczowej jest wskaźnik masy ciała, który jest definiowany jako waga osoby, w kilogramach, podzielona przez kwadrat jej wzrostu w metrach. Światowa Organizacja Zdrowia oraz Narodowy Instytut Serca, Płuc i Krwi (NHLBI) definiują nadwagę jako wskaźnik masy ciała wynoszący 25-29,9, a otyłość jako wskaźnik masy ciała wynoszący ≥30,279,280 Otyłość dziecięca jest definiowana jako wskaźnik masy ciała dla wieku i płci, który jest większy niż 95. percentyl.

Słowa kluczowe: Otyłość, czynniki ryzyka, inżynieria wewnętrzna

INTRODUKCJA: Obwód talii jest również ważnym wskaźnikiem trzewnej tkanki tłuszczowej w jamie brzusznej. Dowody sugerują, że tłuszcz w jamie brzusznej niesie ze sobą większe ryzyko dla zdrowia niż tłuszcz obwodowy, a składnik tłuszczu trzewnego ma najsilniejszą korelację ze zwiększonym ryzykiem. Obwód pasa wysokiego ryzyka jest uważany za ≥88 cm dla kobiet i ≥102 cm dla mężczyzn. [1]

Classification	BMI
Underweight	<18.5
Normal	18.5–24.9
Overweight	25.0–29.9
Obesity class I	30.0–34.9
Obesity class II	35.0–39.9
Obesity class III	40+

Tabela 2.2: Klasyfikacja wskaźnika masy ciała

***Corresponding author Aiswarya Dileep:** Katedra periodontologii, szkoła i szpital stomatologiczny Rajarajeswari, Bangalore, Indie; e-mail: dileepaiswarya438@gmail.com

Rozpowszechnienie i tendencje

W latach 1960-1980 częstość występowania nadwagi i otyłości wśród dorosłych oraz nadwagi wśród dzieci była stosunkowo stała. Około 13% dorosłych było otyłych, a 5% dzieci miało nadwagę. Jednakże, dane z Narodowego Badania Zdrowia i Żywienia (1988-1991) wykazały, że otyłość u dorosłych i nadwaga u dzieci znacznie wzrosły w porównaniu z poprzednim badaniem. 2] Tendencje te utrzymywały się na takim poziomie, że około 31% (59 milionów) dorosłych Amerykanów spełnia obecnie kryterium otyłości. Ponad 65% dorosłej populacji Stanów Zjednoczonych ma wskaźnik masy ciała wynoszący ≥25 kg/m2; oraz 15,8% dzieci w wieku 6-11 lat i 16,1% nastolatków w wieku 12-19 lat ma nadwagę. 285 Tak więc, w stosunkowo krótkim czasie, częstość występowania otyłości wśród dorosłych podwoiła się, a częstość występowania nadwagi wśród dzieci i młodzieży potroiła się. Z wyjątkiem Afryki Subsaharyjskiej, tendencje na arenie międzynarodowej odzwierciedlają tendencje obserwowane w USA. Międzynarodowa Grupa Robocza ds. Ponieważ Azjatycy doświadczają powikłań związanych z otyłością na niższych wskaźnikach masy ciała, nowe kryteria dla Azjatów wyznaczają nadwagę jako wskaźnik masy ciała na poziomie ≥23. Stosując te kryteria, liczba osób dorosłych z nadwagą na świecie jest bliższa 1,7 miliarda.

Badania bliźniacze[3] i inne dane dotyczące zmian w czasie[4] wyraźnie wskazują na genetyczny składnik otyłości u ludzi. Jednakże niedawny wzrost częstości występowania otyłości nie może być wyjaśniony wyłącznie zmianami w puli genów. Na predyspozycję do otyłości prawdopodobnie mają wpływ liczne geny podatności, uwzględniające zmiany w potrzebach energetycznych, wykorzystaniu paliwa, charakterystyce metabolicznej i preferencjach smakowych. Pomimo wpływu zmienności genetycznej, trzy czynniki uważane za najbardziej przyczyniające się do etiologii otyłości to czynniki metaboliczne, dieta i brak aktywności fizycznej. Czynniki metaboliczne, takie jak wydatki na energię spoczynkową (liczba kalorii spalonych w spoczynku) oraz efekt termiczny żywności (energia zużyta podczas trawienia, transportu, metabolizmu i przechowywania żywności), różnią się w zależności od osoby, ale nie wydają się być głównym składnikiem wyjaśniającym ryzyko rozwoju otyłości[5]. Duża ilość porcji, wysokie spożycie tłuszczu i łatwy dostęp do kalorycznie słodzonych napojów, wszystkie odgrywają rolę w rozwoju otyłości[6]. Dane przekrojowe sugerują szczególnie ważną rolę zmniejszonej aktywności fizycznej. W 5-letnim prospektywnym badaniu ponad 12 000 fińskich dorosłych, osoby siedzące były prawie dwa razy bardziej narażone na znaczne przybranie na wadze niż mężczyźni i kobiety aktywni fizycznie. W przypadku dzieci zmniejszenie udziału w zorganizowanych zajęciach sportowych, zmiany w szkolnej polityce wychowania fizycznego, zasady rodzicielskie ograniczające aktywność ze względu na bezpieczeństwo i wygodę oraz bariery środowiskowe dla aktywności fizycznej - wszystkie te czynniki przyczyniają się do zmniejszenia wydatków na energię[7].

***Corresponding author Aiswarya Dileep:** Katedra periodontologii, szkoła i szpital stomatologiczny Rajarajeswari, Bangalore, Indie; e-mail: dileepaiswarya438@gmail.com

Otyłość i stan zapalny

Przez wiele lat tkanka tłuszczowa była uważana za narząd obojętny, w którym przechowywano trójglicerydy. Obecnie wiadomo, że tkanka tłuszczowa jest złożonym i aktywnym metabolicznie narządem wydzielania wewnętrznego, który wydziela wiele czynników immunomodulacyjnych i odgrywa ważną rolę w regulacji biologii metabolicznej i naczyniowej. Komórki tłuszczowe, które zawierają adipocyty, preadipocyty i makrofagi, wydzielają ponad 50 bioaktywnych cząsteczek, zwanych łącznie adipokinami. Niektóre z tych adipokin działają lokalnie, podczas gdy inne są uwalniane do krążenia systemowego, gdzie pełnią funkcję sygnalizującą cząsteczki do wątroby, mięśni i śródbłonka[8]. Adipokiny pełnią różne funkcje, takie jak białka podobne do hormonów (np. leptyna i adiponektyna), klasyczne cytokiny (np. czynnik martwicy nowotworu-a, interleukina-6), białka zaangażowane w hemostazę naczyniową (np. inhibitor aktywatora plazminogenu-1, czynnik tkankowy), regulatory ciśnienia tętniczego krwi (angiotensyna), promotory angiogenezy (np. czynnik wzrostu śródbłonka naczyniowego) oraz badani w ostrej fazie (np. peptydy C-reaktywne).

Leptin

Leptyna jest wydzielana prawie wyłącznie przez adipocyty. Leptina sygnalizuje poprzez centralny układ nerwowy i obwodowe drogi hamowania apetytu i zwiększania wydatków na energię. Leptyna naśladuje niektóre działania insuliny poprzez zwiększenie absorpcji glukozy w tkance mięśniowej i tłuszczowej oraz poprzez obniżenie produkcji glukozy w wątrobie. 295 Większość osób otyłych ma podwyższony poziom leptyny, który nie hamuje apetytu.
Wielu uważa tę oporność na leptynę za jedną z cech przyczyniających się do patologii otyłości. U otyłych pacjentów z opornością na leptynę leptyna może podnosić ciśnienie krwi i przyczyniać się do miażdżycy i chorób układu krążenia. 296,297.

Adiponektyna

Adiponektyna jest produkowana głównie przez adipocyty, ale zaskakująco zmniejsza się u osób otyłych, zwłaszcza tych z otyłością brzuszną. Badania kliniczne wykazują odwrotne skojarzenia między adiponektyną a markerami stanu zapalnego w surowicy. 298 Adiponektyna ma właściwości antyatherogenne i wydaje się odgrywać rolę ochronną w kardiomiopatii. Niski poziom adiponektyny wiąże się ze zwiększonym ryzykiem wystąpienia choroby wieńcowej i innych cech zespołu metabolicznego[9].

Czynnik martwicy nowotworów-α

Czynnik martwicy nowotworu związany z otyłością - α jest wydzielany głównie z makrofagów zgromadzonych w tkance tłuszczowej jamy brzusznej (w przeciwieństwie

***Corresponding author Aiswarya Dileep:** Katedra periodontologii, szkoła i szpital stomatologiczny Rajarajeswari, Bangalore, Indie; e-mail: dileepaiswarya438@gmail.com

do tkanki obwodowej). 300 Chociaż badania nie wykazały w pełni spójnych wyników, uważa się, że zwiększona krążąca martwica guza - z tkanki tłuszczowej - przyczynia się do pogorszenia wyników zdrowotnych poprzez zwiększenie insulinooporności i wywołanie produkcji peptydów C-reaktywnych oraz ogólnego ogólnoustrojowego zapalenia[10] Ułatwia również rekrutację monocytów do rozwoju zmian miażdżycowych. Czynnik martwicy nowotworów - jest silnym inhibitorem adiponektyny, ważnej przeciwzapalnej adipokiny[11].

Interleukin-6

Interleukina-6 jest wydzielana przez tkankę tłuszczową człowieka i jest produkowana w większych ilościach przez głęboki tłuszcz brzuszny (lub trzewny) niż przez tłuszcz podskórny. Jest to cytokina prokoagulantująca i zwiększa stężenie fibrynogenu, inhibitora aktywatora plazminogenu-1 i peptydu C-reaktywnego[12] Podwyższone stężenie interleukiny-6 wiąże się ze zwiększonym ryzykiem wystąpienia zdarzeń sercowo-naczyniowych u zdrowych mężczyzn. 304 Pomimo związku z chorobami układu krążenia, dane wskazują również na jego rolę w indukowaniu lipolizy oraz zmniejszaniu apetytu i przyrostu masy ciała[13].

Inhibitor aktywatora plazminogenu-1

Inhibitor aktywatora plazminogenu-1 jest białkiem regulacyjnym kaskady koagulacyjnej. Zapobiega to rozpuszczaniu skrzepów poprzez hamowanie degradacji macierzy pozakomórkowej i fibrynolizy. Inhibitor aktywatora plazminogenu-1 jest produkowany zarówno przez adipocyty, jak i komórki stromalne otaczające adipocyty. Poziom inhibitora aktywatora plazminogenu-1 zwiększa się wraz ze zwiększoną akumulacją tkanki tłuszczowej, zwłaszcza w okolicy brzucha. 305 Uważa się, że inhibitor aktywatora plazminogenu-1 przyczynia się bezpośrednio do powikłań otyłości, w tym rozwoju cukrzycy typu 2 i zakrzepicy wieńcowej[14,15].

Angiotensynogen

Angiotensyna jest wydzielana z tkanki tłuszczowej, głównie z zapasów tłuszczu w jamie brzusznej. Podwyższone poziomy są widoczne w otyłości. 307 Angiotensynogen ma wiele skutków dla naczyń krwionośnych, w tym dobrze znane działanie kurczące naczynia krwionośne i wpływ na nadciśnienie tętnicze.

Czynnik wzrostu śródbłonka naczyń krwionośnych

Otyłość wiąże się z podwyższonym poziomem czynnika angiogenicznego, czynnika wzrostu śródbłonka naczyniowego, który odgrywa również rolę w nadciśnieniu tętniczym i aterogenezie. 308 Chociaż czynnik wzrostu śródbłonka naczyniowego jest niezbędny do przebudowy naczyń po angioplastyce oraz do rozwoju kolaterałów w cukrzycowej chorobie naczyń obwodowych, to jednak czynnik wzrostu śródbłonka naczyniowego przyczynia się również do początkowego rozwoju zmian miażdżycowych i restenozy po cewnikowaniu.

***Corresponding author Aiswarya Dileep:** Katedra periodontologii, szkoła i szpital stomatologiczny Rajarajeswari, Bangalore, Indie; e-mail: dileepaiswarya438@gmail.com

C-reaktywny peptyd

Podwyższone stężenie peptydu C-reaktywnego jest związane zarówno z otyłością, jak i zwiększonym ryzykiem wystąpienia chorób układu krążenia. Podwyższone stężenie peptydu C-reaktywnego u otyłych pacjentów przewiduje zarówno rozwój choroby sercowo-naczyniowej, jak i ryzyko progresji do cukrzycy typu 2[16].

Otyłość i zdrowie jamy ustnej

Choroba przyzębia i otyłość

Aktywność immunologiczna tkanki tłuszczowej może odgrywać ważną rolę zarówno w rozwoju insulinooporności, jak i chorób przyzębia. Kilkadziesiąt lat temu otyłość przyczyniła się do zaostrzenia choroby przyzębia u szczurów.[17]. Kilka ostatnich badań sugerowało związek między chorobą przyzębia a otyłością. W badaniach Saito nad dorosłymi Japończykami wzrost wskaźnika masy ciała i stosunku talii do bioder wiązał się ze zwiększonym ryzykiem zapalenia przyzębia. Al-Zharani i wsp. przeanalizowali dane z Trzeciego Narodowego Badania Zdrowia i Żywienia i zgłosili istotny związek pomiędzy pomiarami tkanki tłuszczowej i chorób przyzębia wśród młodszych dorosłych, ale nie wśród dorosłych w średnim wieku lub starszych. 326 Korzystając z tej samej bazy danych, co Al-Zharani i wsp., Wood i wsp. ocenili związek pomiędzy różnymi miarami otrzewnowości i chorób przyzębia[18,19] Zamiast obwodu talii stosowanego przez Al- Zharani i wsp., Wood i wsp. odnotowali korelacje pomiędzy wskaźnikiem masy ciała, stosunkiem talii do biodra oraz różnymi miarami przyzębia, w tym średnią utratą przyczepu przyzębia, średnią głębokością kieszonki, średnim wskaźnikiem krwawienia dziąseł i średnim wskaźnikiem rachunku. 327 Lundin i wsp. odnotowali ostatnio korelację między czynnikiem martwicy guza-a w płynie dziąsłowym a masą ciała.
Indeks[20]. Biorąc pod uwagę ostatnie dowody dotyczące tkanki tłuszczowej służącej jako rezerwuar cytokin zapalnych, możliwe jest, że zwiększenie ilości tkanki tłuszczowej w organizmie zwiększa prawdopodobieństwo aktywnej reakcji zapalnej gospodarza w chorobie przyzębia[21,22] Jednakże wszystkie te badania mają charakter przekrojowy i mogą być ograniczone przez znaczące pomieszanie resztkowe. Badania podłużne z bardziej precyzyjnymi miarami otłuszczenia zapewnią lepszy wgląd w związek między chorobą przyzębia a otyłością.

Wpływ otyłości na zdrowie jamy ustnej

Oprócz potencjalnie negatywnego wpływu otyłości na przyzębie, otyłość może mieć również negatywny wpływ na bezpieczeństwo sedacji dożylnej i skuteczność regionalnej blokady znieczulenia. Ocena funkcji płuc i współistniejących chorób płuc jest niezbędna przed podjęciem jakiejkolwiek formy znieczulenia.

***Corresponding author Aiswarya Dileep:** Katedra periodontologii, szkoła i szpital stomatologiczny Rajarajeswari, Bangalore, Indie; e-mail: dileepaiswarya438@gmail.com

Wpływ inżynierii wewnętrznej na zaburzenia metaboliczne (otyłość)

Pomimo znacznego postępu w zakresie metod leczenia CVD, skuteczne leczenie pozostaje wyzwaniem. Nowsze badania wykazały, że interwencja w zakresie stylu życia jest obiecującą opcją u pacjentów z CVD, jak również u pacjentów ze zwiększonym ryzykiem wystąpienia CVD[25,26] Podkreślono, że utrata masy ciała jest kluczowym czynnikiem przyczyniającym się do korygowania dyslipidemii, zwłaszcza poprzez zmniejszenie zawartości tłuszczu trzewnego[27]; i choć redukcja może wydawać się trywialna, nawet niewielka redukcja skurczowego ciśnienia tętniczego (np. 3-5 mm Hg) może spowodować istotne klinicznie redukcje. 335 Dlatego też modyfikacje stylu życia mające na celu zmniejszenie masy ciała poprzez aktywność fizyczną, zmiany dietetyczne, ćwiczenia oddechowe i relaksację stresu odgrywają szczególną rolę w leczeniu i zapobieganiu chorobom przewlekłym[28].

Joga jako interwencja w stylu życia

Joga łączy zdrowy styl życia ze spokojem psychicznym[29], a modyfikacja stylu życia i praktyki uspokajające mają na celu poprawę profilu klinicznego pacjentów z różnymi patologiami. 338,339 Regularna praktyka pranajamy i medytacji u zdrowych ochotników doprowadziła do poprawy stanu metabolicznego układu krążenia[30,31]. i peroksydacji lipidów nawet poprzez krótkoterminową interwencję w stylu życia opartą na jodze. W randomizowanym, kontrolowanym badaniu u pacjentów z... 343 Miażdżyca wieńcowa, regresja w aktywności choroby obserwowana była po kompleksowej interwencji dotyczącej stylu życia. W badaniach prowadzonych przez tę samą grupę wykazano, że intensywna interwencja stylu życia może prowadzić do regresji miażdżycy wieńcowej po roku, a większa regresja miażdżycy wieńcowej wystąpiła po 5 latach niż po roku w grupie doświadczalnej[32] W badaniu przeprowadzonym w Indiach oceniono możliwą rolę stylu życia opartego na jodze w opóźnieniu choroby miażdżycy wieńcowej. Pod koniec jednego roku, grupa jogi wykazała znaczne zmniejszenie liczby epizodów dławicy piersiowej w tygodniu, poprawę wydolności wysiłkowej i zmniejszenie masy ciała. Poziom cholesterolu całkowitego w surowicy krwi, cholesterolu LDL i trójglicerydów wykazał większe obniżenie w porównaniu z grupą kontrolną[33] Co ważne, nawet krótkoterminowa, kompleksowa interwencja w stylu życia oparta na jodze doprowadziła do znacznego obniżenia wskaźnika masy ciała, ciśnienia krwi i glukozy we krwi z klinicznie znaczącą poprawą profilu lipidowego, Podobną redukcję masy ciała zaobserwowano w innym badaniu, które obejmowało 8-tygodniowy trening jogi, w wyniku którego poprawił się skład ciała i całkowity poziom cholesterolu u otyłych chłopców.

Inne badanie wykazało, że postawy jogi (szczególnie suryanamaskar) skutkowały poprawą wydolności krążeniowo-oddechowej. W poprzednich badaniach u młodych pacjentów z nadciśnieniem tętniczym i przednadciśnieniem stwierdzono, że po

***Corresponding author Aiswarya Dileep:** Katedra periodontologii, szkoła i szpital stomatologiczny Rajarajeswari, Bangalore, Indie; e-mail: dileepaiswarya438@gmail.com

zastosowaniu jogi nastąpiła znaczna redukcja ciśnienia tętniczego (SBP/DBP: 2,0/2,6 mm Hg), podobnie interwencja w stylu życia oparta na jodze spowodowała spadek wszystkich parametrów lipidowych z wyjątkiem HDL. Łącznie wyniki te wskazują, że interwencja w stylu życia oparta na jodze może mieć wpływ na niektóre z modyfikowalnych czynników ryzyka, co prawdopodobnie mogłoby wyjaśnić korzystne efekty zapobiegawcze i terapeutyczne jogi obserwowane w CVD. Ogólnie rzecz biorąc, interwencja stylu życia może modulować progresję zapalenia naczyń na różnych etapach patogenezy, przeciwdziałając w ten sposób przyczynowo-progresji CVD.

Interwencja w stylu życia oparta na jodze jest skuteczna w utracie wagi, a także zapobiega przybieraniu na wadze, szczególnie wśród osób z nadwagą. Poza tym interwencja związana z trybem życia zmniejsza również stan zapalny, czego dowodem jest obniżenie poziomu IL-6, IL-18 i CRP oraz zwiększenie poziomu adiponektyny u kobiet otyłych i otyłych po menopauzie. Podobną korzyść zaobserwowano w innym badaniu, w którym joga poprawiła poziom adiponektyny, lipidów w surowicy i czynników ryzyka zespołu metabolicznego u kobiet otyłych po menopauzie. Wykazano, że krótkoterminowa interwencja w stylu życia oparta na jodze zmniejsza IL-6 i TNF-α u osób otyłych i otyłych oraz zwiększa poziom adiponektyny i zmniejsza IL-6 u otyłych mężczyzn. IL-6, hs-CRP, pozakomórkowe dysmutazy u pacjentów z niewydolnością serca po krótkim okresie ćwiczeń jogicznych uległy istotnemu zmniejszeniu. Również dieta - indukowana utrata masy ciała doprowadziła do zmniejszenia ET-1 i spadek ten był skorelowany ze spadkiem ciśnienia skurczowego. Wykazano, że intensywna modyfikacja stylu życia prowadzi do znacznego wzrostu całkowitej ilości antyoksydantów w osoczu, witaminy E w osoczu i glutationu erytrocytowego (GSH) u pacjentów z CAD.

Psychoneuroimmunologiczne efekty jogi

Korzystne efekty jogi w redukcji stanu zapalnego wydają się być związane z redukcją stresu, jak pokazano wcześniej. Te efekty jogi mogą być wyjaśnione przy użyciu koncepcji psychoneuroimmunologii, która jest stosunkowo nową dziedziną nauki, która bada wielokierunkowe interakcje między zachowaniem a układem odpornościowym, pośredniczące przez układ nerwowy i kliniczne implikacje tych powiązań. Joga jest znana z wywoływania relaksacji poprzez obniżanie poziomu kortyzolu i zwiększanie poziomu beta-endorfin. Prowadzi to do obniżenia poziomu cytokin, co obserwuje się również u pacjentów z nadciśnieniem tętniczym, a także u tych, którzy doświadczyli niewydolności serca. Prawdopodobną przyczyną redukcji stresu przez jogę jest wzrost świadomości, jednak może być kilka innych złożonych działań w mózgu, które mogą łączyć się w celu uzyskania efektu relaksującego. Jest to szczególnie ważne w przypadku pacjentów otyłych i z nadwagą, którzy często wykazują niski stopień trwającego stanu zapalnego i mogą później doprowadzić do przewlekłego zaburzenia, jeśli nie są leczone. IL-6 jest znanym predyktorem śmiertelności spowodowanej wszystkimi przyczynami, jak zgłoszono w badaniu z 9-letnią kontynuacją u

***Corresponding author Aiswarya Dileep:** Katedra periodontologii, szkoła i szpital stomatologiczny Rajarajeswari, Bangalore, Indie; e-mail: dileepaiswarya438@gmail.com

mężczyzn,365 i jego redukcja przez interwencję opartą na jodze stylu życia może być zatem korzystne w zmniejszaniu śmiertelności spowodowanej wszystkimi przyczynami.

Otyłość, zwłaszcza otyłość trzewna, reguluje różne cytokiny zapalne i inne biomolekuły. Przewlekłe podwyższanie się tych mediatorów zapalnych prowadzi do zachorowalności i śmiertelności sercowo-naczyniowej. Interwencja w stylu życia oparta na jodze może skutecznie zapobiegać i opóźniać postęp chorób układu krążenia i metabolicznych. Mechanizm działania takich korzyści można przypisać redukcji wagi i stresu, tworzeniu sieci kontaktów na poziomie umysłu i ciała, prowadząc tym samym do zmniejszenia stanu zapalnego oraz przyczynowości i postępu choroby.

Badanie przeprowadzone przez Gadham J badało wpływ pranajamy i niektórych asan jogicznych na BP, BMI i profil lipidowy. Stwierdzono znaczne obniżenie ciśnienia skurczowego i rozkurczowego u osób, które uprawiały jogę , asany wraz z techniką pranajamy przez okres 3 miesięcy.
Wpływ jogi na różne parametry obserwowane w badaniu Gadhama J koreluje z wynikami badania Tundwala V et al., tj. znacznym obniżeniem parametrów otyłości, takich jak BMI, istotnym obniżeniem zarówno skurczowego, jak i rozkurczowego ciśnienia tętniczego krwi oraz poprawą różnych parametrów profilu lipidowego, tj. obniżeniem całkowitego cholesterolu, LDL, trójglicerydów, VLDL i wzrostem HDL. Joga okazała się wysoce skuteczna w redukcji BP dzięki licznym badaniom indyjskim i międzynarodowym.
Singh et al. odnotowali znaczną redukcję ciśnienia tętniczego (12 mm Hg w SBP; 11,2 mm Hg w DBP) z 40-dniowym schematem jogi wśród chorych na cukrzycę typu 2. 368 Schwickert et al. i Frumkin et al. uważali jogę za technikę relaksacyjną, która jest wysoce skuteczna w redukcji podwyższonego ciśnienia tętniczego i zarządzaniu stresem. 369,370 Bijlani et al. doszedł do wniosku, że krótka modyfikacja stylu życia i program edukacyjny zarządzania stresem (z jogą jako głównym składnikiem) doprowadziły do korzystnych efektów metabolicznych w ciągu dziewięciu dni. Aivazyan i wsp. wykazali znaczne zmniejszenie SBP i DBP, obwodowy opór naczyniowy, nadciśnieniową odpowiedź na stres emocjonalny oraz poprawę adaptacji psychologicznej, jakości życia i zdolności do pracy. 371 Kilka badań potwierdziło, że trening jogi znacząco zwiększa HDL-C i zmniejsza TG oraz LDL-C. Po 6 miesiącach praktyki jogi, w badaniu przeprowadzonym przez Devasena I et al.
Obniżenie ciśnienia tętniczego krwi wskazuje na przesunięcie w autonomicznym układzie nerwowym w kierunku dominacji przywspółczulnej, o czym donosili Joseph S et al., Anand BK et al. Ta modulacja autonomicznego układu nerwowego może być spowodowana przez wpływ kondycjonowania jogi na funkcje autonomiczne i pośredniczyła przez układ limbiczny i wyższe obszary centralnego układu nerwowego Selvamurthy W et al.376. Regularna praktyka jogi zwiększa czułość odruchu barokowego i obniża ton współczulny, przywracając w ten sposób ciśnienie krwi do normalnego poziomu u pacjentów z nadciśnieniem zasadniczym Vijaya Lakshmi P et al.

***Corresponding author Aiswarya Dileep:** Katedra periodontologii, szkoła i szpital stomatologiczny Rajarajeswari, Bangalore, Indie; e-mail: dileepaiswarya438@gmail.com

WNIOSEK: Korzystne efekty jogi w redukcji stanu zapalnego wydają się być związane z redukcją stresu, jak pokazano wcześniej. Te efekty jogi mogą być wyjaśnione przy użyciu koncepcji psychoneuroimmunologii, która jest stosunkowo nową dziedziną nauki, która bada wielokierunkowe interakcje między zachowaniem a układem odpornościowym, pośredniczące przez układ nerwowy i kliniczne implikacje tych powiązań. 361 Joga jest znana z wywoływania relaksacji poprzez obniżanie poziomu kortyzolu i zwiększanie poziomu beta-endorfin. Prowadzi to do obniżenia poziomu cytokin, co obserwuje się również u pacjentów z nadciśnieniem tętniczym, jak również u tych, którzy doświadczyli niewydolności serca.

REFERENCJE

1. Aronne LJ, Segal KR. Środki dotyczące wyników dystrybucji tłuszczów i otłuszczenia: ocena i implikacje kliniczne. Obes Res 2002: 10: 145-215.
2. Narodowy Instytut Serca, Płuc i Krwi. Wytyczne kliniczne dotyczące identyfikacji, oceny i leczenia nadwagi i otyłości u dorosłych - raport z badań. Obes Res 1998: 6: 1-78.
3. Światowa Organizacja Zdrowia. Otyłość: zapobieganie globalnej epidemii i zarządzanie nią. Raport z konsultacji WHO w sprawie otyłości, 3-5 czerwca 1997 r. Genewa: WHO, 1998.
4. Barlow SE, Dietz WH. Ocena i leczenie otyłości: zalecenia komitetu ekspertów. Pediatria 1998:102: E29.
5. Narodowy Instytut Serca, Płuc i Krwi. Wytyczne kliniczne dotyczące identyfikacji, oceny i leczenia nadwagi i otyłości u dorosłych - raport z badań. Obes Res 1998: 6: 1-78.
6. Kuczmarski RJ, Flegal KM, Campbell SM, Johnson CL. Rosnąca częstość występowania nadwagi wśród dorosłych w USA. The National Health and Nutrition Examination Surveys, 1960-1991. JAMA 1994: 272: 205-211.
7. Troiano RP, Flegal KM, Kuczmarski RJ, Campbell SM, Johnson CL. Przewaga nadwagi i tendencje dotyczące dzieci i młodzieży. The National Health and Nutrition Examination Surveys, 1963-1991. Arch Pediatr Adolesc Med 1995: 149: 1085-1091.
8. Narodowe Centrum Statystyki Zdrowotnej. Zdrowie, Stany Zjednoczone, 2005 z wykresem na temat trendów w zdrowiu Amerykanów. Hyattsville, MD: National Center for Health Statistics, 2004.
9. . James WPT, Rigby N, Leach R. Epidemia otyłości, zespół metaboliczny i przyszłe strategie. Eur J Cardiovasc Prev Rehabil 2004: 11: 3-8.

***Corresponding author Aiswarya Dileep:** Katedra periodontologii, szkoła i szpital stomatologiczny Rajarajeswari, Bangalore, Indie; e-mail: dileepaiswarya438@gmail.com

10. Stunkard AJ, Foch TT, Hrubec Z. Podwójne badanie ludzkiej otyłości. JAMA 1986: 256: 51-

11. Bouchard C, Tremblay A. Genetyczne efekty w składnikach wydatków na energię człowieka. Int J Obes 1990: 14(Suppl. 1): 49- 58. 9. Boustany CM, Bharadwaj K, Daugherty A, Brown DR, Randall DC, Cassis LA. Aktywacja układu renina-angiotensyna systemowa i tłuszczowa u szczurów z otyłością indukowaną dietą i nadciśnieniem tętniczym. Am J Physiol Regul Integr Comp Physiol 2004: 287: R943-R949

12. Seidell JC, Muller DC, Sorkin JD, Andres R. Stosunek wymiany oddechowej na czczo i spoczynkowe tempo przemiany materii jako predyktory przyrostu masy ciała: Baltimore Longitudinal Study on Aging. Int J Obes 1992: 16: 667-674.

13. French SA, Linn BH, Guthrie JF. Krajowe tendencje w konsumpcji napojów bezalkoholowych wśród dzieci i młodzieży w wieku od 6 do 17 lat: rozpowszechnienie, ilości i źródła, 1977/1978-1994/1998. J Am Diet Assoc 2003: 103: 1326-1331.

14. Harnack LJ, Jeffery RW, Boutelle KN. Czasowe trendy w poborze energii w Stanach Zjednoczonych: perspektywa ekologiczna. Am J Clin Nutr 200: 71: 1478-1484.

15. Rissanen AM, Heliovaara M, Knekt P, Reunanen A, Aromaa A. Czynniki warunkujące przyrost masy ciała i nadwagę u dorosłych Finów. Eur J Clin Nutr 1991: 45: 419-430.

16. Dollman J, Norton K, Norton L. Dowody na świeckie trendy w zachowaniu fizycznym dzieci. Br J Sports Med 2005: 00: 892-897.

17. Trayhurn P, Wood IS. Adipokiny: inflammation oraz plejotropowa rola białej tkanki tłuszczowej. Br J Nutr 2004: 92: 347-355.

18.. Matsuzawa Y. Biała tkanka tłuszczowa i choroba układu krążenia. Najlepsza praktyka Klinika Endokrynolu Metab 2005: 19: 637-647.

***Corresponding author Aiswarya Dileep:** Katedra periodontologii, szkoła i szpital stomatologiczny Rajarajeswari, Bangalore, Indie; e-mail: dileepaiswarya438@gmail.com

19. Correia ML, Haynes WG. Nadciśnienie tętnicze związane z otyłością: czy istnieje rola selektywnej odporności na leptynę? Curr Hypertens Rep 2004: 6: 230-235.

20. . Ouchi N, Kihara S, Funahashi T, Funahashi T, Nakamura T, Nishida M, Kumada M, Okamoto Y, Ohashi K, Nagaretani

21. H, Kishida K, Nishizawa H, Maeda N, Kobayashi H, Hiraoka H, Matsuzawa Y. Wzajemne powiązanie białka C-reaktywnego z adiponektyną w krwioobiegu i tkance tłuszczowej. Cyrkulacja 2003: 107: 671-674.

22. Kumada M, Kihara S, Sumitsuji S, Kawamoto T, Matsumoto S, Ouchi N, Arita Y, Okamoto Y, Shimomura I, Hiraoka H, Nakamura T, Funahashi T, Matsuzawa Y, dla Osaka CAD Study Group. Związek hipoadiponektinemii z chorobą wieńcową u mężczyzn. Arterioscl Thromb Vasc Biol 2003: 23: 85-89.

23. Tsigos C, Kyrou I, Chala E, Tsapogas P, Stavridis JC, Raptis SA, Katsilambros N. Stężenia czynnika martwicy nowotworów alfa są wyższe w otyłości brzusznej w porównaniu z otyłością obwodową. Metabolizm 1999: 48: 1332-1335.

24. . Berg AH, Scherer PE. Tkanka tłuszczowa, inflammation, i choroby układu krążenia. Circ Res 2005: 96: 939-949.

25. Simons PJ, van den Pangaart PS, van Roomen CP, Aerts JM, Boon L. Cytokine-mediated modulation of leptin and adiponectin secretion during in vitro adipogenesis: evidence that tumor necrosis factor-alpha- and interleukin-1betatreated human preadipocytes are powerful leptin producers. Cytokine 2005: 32: 94-103.

26. Ridker PM, Willerson JT. Inflammation jako czynnik ryzyka sercowo-naczyniowego. Cyrkulacja 2004: 109 (Suppl. 2): II2-II10.

27. Ridker PM, Rifai N, Stampfer MJ, Hennekens CH. Stężenie interleukiny-6 w osoczu oraz ryzyko zawału mięśnia sercowego u mężczyzn, którzy wydają się być zdrowi. Cyrkulacja 2000: 101: 1767-1772.

28. Mavri A, Alessi MC, Bastelica D, Geel-Georgelin O, Fina F, Sentocnik JT, Stegnar M, Juhan-Vague I. Podskórny brzuch, ale nie udowa ekspresja tłuszczu inhibitora aktywatora plazminogenu-1 (PAI-1) jest związana z poziomem PAI-1 w osoczu i insulinooporności oraz zmniejsza się po utracie wagi. Diabetologia 2001: 44: 2025-2031.

29. . DeTaeye B, Smith LH, Vaughan DE. Inhibitor aktywatora plazminogenu-1: wspólny mianownik otyłości, cukrzycy i chorób układu krążenia. Curr Opinii Farmakol 2005: 5: 149-154.

***Corresponding author Aiswarya Dileep:** Katedra periodontologii, szkoła i szpital stomatologiczny Rajarajeswari, Bangalore, Indie; e-mail: dileepaiswarya438@gmail.com

30. Boustany CM, Bharadwaj K, Daugherty A, Brown DR, Randall DC, Cassis LA. Aktywacja układu renina-angiotensyna systemowa i tłuszczowa u szczurów z otyłością indukowaną dietą i nadciśnieniem tętniczym. Am J Physiol Regul Integr Comp Physiol 2004: 287: R943-R949
31. Miyazawa-Hoshimoto S, Takahashi K, Bujo H, Hashimoto N, Saito Y. Podwyższony czynnik wzrostu śródbłonka naczyniowego jest związany z nagromadzeniem tłuszczu trzewnego u osób otyłych. Diabetologia 2003: 46: 1483–1488.
32. Pradhan AD, Manson JE, Rifai N, Buring JE, Ridker PM. Białko C-reaktywne, interleukina 6 i ryzyko rozwoju cukrzycy typu 2. JAMA 2001: 286: 327-334.
33. Freedman DM, Ron E, Ballard-Barbash R, Doody MM, Linet MS. Indeks masy ciała i śmiertelność spowodowana wszystkimi przyczynami w ogólnokrajowej kohorcie amerykańskiej. Int J Obes 2006: 30: 822–829.
34. Freedman DM, Ron E, Ballard-Barbash R, Doody MM, Linet MS. Indeks masy ciała i śmiertelność spowodowana wszystkimi przyczynami w ogólnokrajowej kohorcie amerykańskiej. Int J Obes 2006: 30: 822–829.
35. Fontaine KR, Redden DT, Wang C, Westfall AO, Allison DB. Lata życia utracone z powodu otyłości. JAMA 2003: 289: 187–193.
36. . Huang, Z, Willett WE, Manson JE, Rosner B, Stampfer MJ, Speizer FE. Masa ciała, zmiana masy ciała i ryzyko nadciśnienia tętniczego u kobiet. Ann Intern Med 1998: 128: 81-88.
37. Appel LJ, Moore TJ, Obarzanek R, Vollmer WM, Svetkey LP, Sacks FM, Bray GA, Vogt TM, Cutler JA, Windhauser MM, Lin PH, Karanja N. Badanie kliniczne wpływu wzorów żywieniowych na ciśnienie krwi. DASH Collaborative Research Group. N Engl J Med 1997: 336: 1117-1124.

***Corresponding author Aiswarya Dileep:** Katedra periodontologii, szkoła i szpital stomatologiczny Rajarajeswari, Bangalore, Indie; e-mail: dileepaiswarya438@gmail.com

ROZDZIAŁ 4

MEDYCYNA ZINTEGROWANA [INŻYNIERIA WEWNĘTRZNA], PALENIE TYTONIU I PERIODONTOLOGIA

Aiswarya Dileep*1,[2Gautham] Shetty

[1Oddzial] Periodontologii, Kolegium Stomatologiczne i Szpital Rajarajeswari, Bangalore, Indie

Oddział 2D Prostodoncji , Rajarajeswari Dental College and Hospital, Bangalore, Indie

Streszczenie: Badanie związku między chorobą przyzębia a paleniem tytoniu zyskało na znaczeniu w ciągu ostatnich kilku lat.
Słowa kluczowe: Palenie tytoniu, czynniki ryzyka, inżynieria wewnętrzna

INTRODUKCJA:

Krwawienie z dziąseł i utrata kości wyrostka zębodołowego

Badanie co-twins378 wskazał, że stopień ubytku kości wyrostka zębodołowego i liczba utraconych zębów były większe u bliźniaków z wysoką ekspozycją na palenie przez całe życie - na pewno w porównaniu z ich partnerami bliźniaczymi o niskim poziomie ekspozycji w ciągu całego życia. Również krwawienie z dziąseł było mniejsze w grupie wysokiego narażenia na palenie przez całe życie. Następnie zgłoszono, że nawet jeśli palacze mieli znacznie wyższy indeks płytki nazębnej, średnia liczba miejsc krwawienia u palaczy (57%) była mniejsza niż u niepalących (40%).379 Przeglądając 399 pacjentów z przyzębia z umiarkowanym lub ciężkim zapaleniem przyzębia, palacze zgłaszali mniej miejsc krwawienia dziąseł (55%) niż niepalących (51%). Ponadto badacze zasugerowali, że objawy zapalenia dziąseł wydają się być tłumione u palaczy. Temat ten był dalej badany przez pryzmat rozwoju eksperymentalnego zapalenia dziąseł w grupie 20 studentów stomatologii, z których 10 było palaczami przez co najmniej 4 lata. Obiekty były wolne od paradontozy i nie przyjmowały żadnych leków. W fazie rozwoju, pacjenci byli badani przez 7, 14, 21 i 28 dni, a następnie przez 35 i 42 dni. Badanie to wykazało, że liczba miejsc krwawienia dziąseł, ilość wysięku z dziąseł oraz liczba miejsc dziąseł o wyraźnej zaczerwienieniu jest znacznie mniejsza u palaczy w fazie rozwoju, zasadniczo powracając do poziomu dziennego 0 przy badaniach 35-42-dniowych. Nagromadzenie płytki nazębnej nie wykazało

***Corresponding author Aiswarya Dileep:** Katedra periodontologii, szkoła i szpital stomatologiczny Rajarajeswari, Bangalore, Indie; e-mail: dileepaiswarya438@gmail.com

istotnych różnic między tymi dwiema grupami. Badanie to potwierdza tezę, że zapalna odpowiedź dziąsłowa może być tłumiona u palaczy[1-4].

Utrata kości może być związana z paleniem nawet u pacjentów z dobrą higieną jamy ustnej. W grupie 235 pacjentów, w tym 72 palaczy, analiza radiograficzna wysokości kości wyrażonej jako procent długości korzenia wykazała niższy średni poziom kości u palaczy (77,9-82,8%), sugerując, że palenie jest czynnikiem ryzyka dla zdrowia przyzębia.384 W innym badaniu radiograficznym największa odległość od połączenia cemento- - emaliowego do przegrody międzypalcowej u 210 szwedzkich higienistek stomatologicznych o dobrej higienie jamy ustnej i braku chorób przyzębia stwierdzono u palaczy, a następnie u byłych palaczy, a następnie u niepalących[12-15].
Badanie kliniczne i radiograficzne stanu 257 świadomych zębowo dorosłych w wieku 20-69 lat wykazało, że stan byłych palaczy był pośredni pomiędzy obecnymi palaczami i niepalącymi, co sugeruje, że byli palacze, którzy rzucili palenie, mają lepszy stan zdrowia przyzębia niż obecni palacze, chociaż gorszy niż niepalący. Odnotowano, że stan zdrowia przyzębia byłych palaczy po 0 latach pozostawał stabilny. Odnotowano również, że postęp w utracie kości jest znacznie opóźniony u osób, które rzucają palenie. W przypadku kobiet po menopauzie palenie tytoniu i parytet zgłaszano jako silne, niezależne, negatywne czynniki utraty kości wyrostka zębodołowego. 389 We wczesnym początkowym zapaleniu przyzębia palacze (średnie doświadczenie palenia w wieku 9,2 paczki lat) mieli istotnie większą utratę kości szczękowej niż niepalący[18-20].

Ostatnie sprawozdania przedstawiają podobne ustalenia. Haffajee & Socransky 391 badali 289 dorosłych z paradontozą i doszli do wniosku, że palacze mają więcej średniej utraty przyczepności, głębsze kieszenie przyzębia, więcej brakujących zębów, mniej miejsc z krwawieniem z dziąseł na sondzie oraz podobne poziomy płytki nazębnej i zapalenie dziąseł niż ci, którzy nigdy nie palili. Obserwowane wzorce utraty przyczepu wskazywały na większą utratę w obszarze językowym szczęki, sugerując możliwość wystąpienia efektu lokalnego. Analizując poziom kotyniny w płynie szczelinowym dziąseł, Chen i wsp. [21] donosili, że palacze zwiększyli głębokość sondowania, utratę przywiązań i utratę zębów we wcześniejszym wieku, z mniejszą liczbą miejsc krwawienia. U palaczy stwierdzono wykrywalny poziom kotyniny; poziom płynu dziąsłowego szczelinowego był około czterokrotnie wyższy niż w ślinie i nie był skorelowany z głębokością pomiaru, utratą przyczepu lub utratą zębów. Porównanie poziomów kości na podstawie zdjęć radiograficznych z gryzoniami u 812 osób retrospektywnie wykazało, że palacze mieli większą średnią utratę kości niż niepalący oraz że utrata kości sugerowała okres progowy zanim zmiany staną się widoczne, wyrównując się po kilku latach w kształcie litery S - odpowiedź na dawkę. Utrata przywiązania wykazywała się częściej u palaczy niż u niepalących przy ocenie wiejskiej ludności chińskiej w okresie 2 lat. Zwiększona utrata przyczepności, recesja, głębokość

***Corresponding author Aiswarya Dileep:** Katedra periodontologii, szkoła i szpital stomatologiczny Rajarajeswari, Bangalore, Indie; e-mail: dileepaiswarya438@gmail.com

sondowania, zaangażowanie sierści i ruchomość zębów były najgorsze u palaczy. Palacze wykazywali również mniej zębów trzonowych niż niepalący. Podsumowując, przewaga dowodów sugeruje, że palenie zmniejsza krwawienie z dziąseł i że może to spowodować zmiany w proporcji małych i dużych naczyń krwionośnych w dziąsłach. Utrata kości wyrostka zębodołowego i utrata przyczepu przyzębia zwiększyły się u palaczy, a niektóre badania sugerują zależność dawka-odpowiedź i wyrównanie efektu po wielu latach [22-26].

Palenie tytoniu jako czynnik ryzyka zapalenia przyzębia

W badaniu kontrolnym dotyczącym 55 pacjentów przyjętych do szkoły stomatologicznej w Sztokholmie porównano częstotliwość występowania uzębienia periodontologicznie chorego, częstotliwość miejsc (głębokość pomiaru większa niż 4 mm), indeks dziąseł i indeks płytki nazębnej palaczy z grupą kontrolną losowo dobranej próby populacji sztokholmskiej. W próbie pacjentów 56% stanowili palacze, co było istotnie większe niż w całej populacji. Ponadto, miały one istotnie większą częstotliwość występowania uzębienia i miejsc dotkniętych chorobą oraz cięższą chorobą. Obliczone ryzyko wystąpienia choroby przyzębia u palaczy wynosiło 2,5,393. Przyglądając się skuteczności stosowania znajomości genotypu interleukiny (IL)-l do przewidywania rokowania i przeżywania zębów w grupie pacjentów objętych opieką konserwatorską przez 4 lata, autorzy donosili, że bycie genotypem IL-l-dodatnim zwiększyło ryzyko utraty zębów 2,5-krotnie w porównaniu z 2,9-krotnie w przypadku ciężkiego palenia; w obu przypadkach ryzyko to wzrosło do 7,7-krotnie. Autorzy doszli do wniosku, że wiedza ta powinna być wykorzystana do ukierunkowania terapii na obszary, które nie odpowiadają[27-29].

W ostatnim raporcie, opartym na danych amerykańskiego Trzeciego Narodowego Badania Zdrowia i Żywienia (United States Third National Health and Nutrition Examination Survey), obliczono, że 41,9% przypadków zapalenia przyzębia (6,4 mln przypadków) w populacji dorosłych można przypisać obecnemu paleniu papierosów, a l0,9% (l,7 mln przypadków) byłemu paleniu. W tym samym badaniu szacuje się, że ponad połowa przypadków zapalenia przyzębia u osób dorosłych może być spowodowana paleniem papierosów. Względne ryzyko dla palaczy wynosiło 3,97, a ryzyko dla byłych palaczy - l,68. Wśród palaczy prawdopodobieństwo zapalenia przyzębia wzrosło wraz z liczbą papierosów palonych dziennie, z 2,79 za palenie dziewięciu lub mniej papierosów dziennie do 5,88 za 31 lub więcej papierosów dziennie. Po rzuceniu palenia, szanse wynoszą 3,22 przez pierwsze 2 lata, zmniejszając się do l. l5 po l lub więcej lat[30] W badaniu 3.050 Amerykanów meksykańskich w wieku 65-69 lat w pięciu stanach południowych stwierdzono, że ryzyko utraty zębów u obecnych palaczy było l,69 razy wyższe, a u chorych na cukrzycę l,53 wyższe niż u innych uczestników. Autorzy twierdzą, że ograniczenie tego badania polegało na tym, że korzystali z własnych danych i nie było informacji

***Corresponding author Aiswarya Dileep:** Katedra periodontologii, szkoła i szpital stomatologiczny Rajarajeswari, Bangalore, Indie; e-mail: dileepaiswarya438@gmail.com

na temat ogólnego stanu jamy ustnej i dziąsła. Hashim i wsp. [33-35] stwierdzili, że palenie utrzymujące się w okresie dojrzewania i w okresie dorosłości podwoi prawdopodobieństwo wystąpienia zapalenia przyzębia w połowie lat dwudziestych. W badaniach nad cukrzycą typu 1 i zdrowiem jamy ustnej stwierdzono, że palenie papierosów było istotnym czynnikiem (stosunek szans = 9,73) wyjaśniającym większość rozległych chorób przyzębia w tej grupie chorych na cukrzycę.

Jeden raport różni się od innych, ponieważ stwierdza, że utrata przywiązania w ciągu 20 lat w populacji samców herbaty na Sri Lance nie była związana z historią palenia. Robotnicy ci nie otrzymali żadnej profesjonalnej opieki w ciągu 20 lat badań. Dane zebrano wzdłużnie, co pozwoliło na ocenę ryzyka rozwoju choroby. Autorzy spekulują, że przyczyna ustaleń może być związana ze sposobem obliczania utraty przywiązania (środki w pełnym ustach, a nie pojedyncze miejsca) oraz z niekwantyfikowaniem ilości palonego tytoniu.

Statystyczna analiza modelowania, uwzględniająca fakt, że postęp choroby przyzębia nie jest jednolity i może mieć okresy regresji (gojenia), wykazała, że palenie ma znaczący wpływ na tempo regresji choroby. Autorzy sugerują, że palenie tytoniu zmniejsza zdolność do naprawy do równoważnego poziomu dla osoby niepalącej starszej o 36 lat. Koncepcja uzdrawiania poprzez palenie jest koncepcją, która uzyskała uwagę i wsparcie różnych badaczy.

Podsumowując, przewaga dowodów wskazuje na to, że palenie jest istotnym czynnikiem ryzyka rozwoju choroby przyzębia, a ponadto może być odpowiedzialne za dużą liczbę zgłaszanych przypadków. Może się zdarzyć, że pierwotnym efektem wywoływanym przez palenie jest ingerencja w normalne mechanizmy lecznicze.

WPŁYW INŻYNIERII WEWNĘTRZNEJ NA PALENIE TYTONIU

Lecznicza technika oddechowa/sudarshan kriya w leczeniu depresji związanej z paleniem tytoniu.

Sudarshan Kriya i towarzyszące techniki oddechowe (SK&P) wykazały wskaźnik powodzenia 68-73% w leczeniu osób cierpiących na depresję, niezależnie od stopnia nasilenia depresji. Znaczna ulga nastąpiła w ciągu trzech tygodni. Do jednego miesiąca, pacjenci byli uważani za w remisji. W wieku trzech miesięcy pacjenci pozostali bezobjawowi i stabilni.

Ponadto SK&P wywarło bardzo korzystny wpływ biologiczny na funkcjonowanie mózgu i hormonów. P300 ERP EEG brainwave pattern i wzór fal mózgowych NREM, które mierzą aktywność fal mózgowych elektrycznych i są nieprawidłowe u wielu ludzi w depresji, powrócił do normalnego zakresu przez dziewięćdziesiąt dni. Prolaktyna

***Corresponding author Aiswarya Dileep:** Katedra periodontologii, szkoła i szpital stomatologiczny Rajarajeswari, Bangalore, Indie; e-mail: dileepaiswarya438@gmail.com

osoczowa, hormon we krwi, który jest uważany za kluczowy czynnik łagodzący depresję, wzrosła po pierwszej sesji SK&P. Poziom kortyzolu w osoczu (hormonu stresu) zmniejszył się istotnie po trzech tygodniach.

W badaniu porównawczym SK&P było statystycznie tak samo skuteczne jak konwencjonalne leczenie depresji. Jednak w przeciwieństwie do zwykłych metod leczenia depresji, SK&P jest naturalne i wolne od niepożądanych skutków ubocznych. Jest on samozarządzany i samowystarczalny. Może to znacznie zredukować liczbę spraw rozpatrywanych przez lekarzy i szpitale, dzięki czemu SK&P jest efektywna pod względem kosztów i personelu.

Dr Janakiramaiah, M.D., Ph.D., D.P.H., psychiatra, pracownik nauk medycznych i dyrektor Grupy Badawczej Jogi w Narodowym Instytucie Zdrowia Psychicznego i Neurobiologii (N.I.M.H.A.N.S.) w Indiach przeprowadził kilka z tych badań. Stwierdził, że Sudarshan 132 Dr. Janakiramaiah, M.D., Ph.D., D.P.H., psychiatra, badacz medyczny i dyrektor Grupy Badawczej Jogi w Narodowym Instytucie Zdrowia Psychicznego i Neurobiologii (N.I.M.H.A.N.S.) w Indiach przeprowadził kilka z tych badań. Stwierdził, że Sudarshan 132 Kriya ma "niezwykłe efekty terapeutyczne" i "jest klinicznie wykonalny i skuteczny". Ma potencjał, aby stać się pierwszą linią leczenia pacjentów z dystymią [przewlekłą, łagodną depresją] i ewentualnie w łagodnych i umiarkowanych postaciach poważnych zaburzeń depresyjnych".

Te sześć badań zostało przeprowadzonych przez Narodowy Instytut Zdrowia Psychicznego i Neurobiologii (NIMHANS) w Indiach. NIMHANS prowadzi niezależne badania kliniczne i laboratoryjne nad efektami neurofizjologicznymi, korzyściami terapeutycznymi i klinicznym zastosowaniem SK&P u pacjentów z depresją.

Kolejne badanie przeprowadzone przez N Janakiramaiah, B. N. Gangadhar et al I 1998 na temat skuteczności terapeutycznej Sudarshan Kriya Yogi (SKY) w zaburzeniach histymicznych wykazało, że 46 pacjentów z zaburzeniami histymicznymi było traktowanych jako pacjenci ambulatoryjni z Sudarshan Kriya jako jedyne leczenie. SK&P uczono się w szpitalu w ciągu pierwszych 7 dni. Następnie zachęcano ich do treningu raz dziennie w domu przez następne trzy miesiące. Ocenę depresji oparto na Hamilton Rating Scale for Depression, Beck Depression Inventory, Clinical Global Impression, Subjective Global Impression, Comprehensive Psychopathology Rating Scale i video version of BDI. Ponadto próbki krwi do pomiaru stężenia prolaktyny i kortyzolu w osoczu pobierano również przed badaniem oraz bezpośrednio przed i po pierwszej sesji SK&P. Wyniki wykazały, że 68% pacjentów, którzy ukończyli program, doświadczyło remisji z depresji, zarówno w okresie jednego miesiąca, jak i trzech miesięcy. Analiza krwi wykazała uniesienie prolaktyny osoczowej, a nie kortyzolu już po pierwszej sesji SK&P. Jest to ważne, ponieważ podwyższona prolaktyna osoczowa może mieć kluczowe znaczenie dla uzyskania skutecznej odpowiedzi przeciwdepresyjnej. Stabilne poziomy kortyzolu wskazują, że doświadczenie SK&P nie

***Corresponding author Aiswarya Dileep:** Katedra periodontologii, szkoła i szpital stomatologiczny Rajarajeswari, Bangalore, Indie; e-mail: dileepaiswarya438@gmail.com

jest stresujące. Grupa pacjentów, która nie miała depresji, praktykowała SK&P znacznie rzadziej (3 lub mniej razy w tygodniu) niż była przepisywana. Autorzy doszli do wniosku, że SK&P ma "niezwykłe efekty terapeutyczne" w leczeniu dystymii i że "....może być bardziej akceptowalną i skuteczną alternatywą dla zarządzania medycznego dystymią zarówno w przypadku leczenia ostrego, jak i zapobiegania nawrotom. Ma to tę zaletę, że oprócz obniżenia kosztów opieki zdrowotnej sprzyja autonomii i samodzielności pacjenta".

Badanie przeprowadzone przez Meti et al przeprowadziło badanie w celu oceny skutków Sudarshan Kriya in Dysthymic Disorders w 1996 r. wykazało, że osoby w depresji mają zniekształcony wzór fal mózgowych na etapie snu EEG. W pracy zbadano wzorce EEG w fazie snu u 20 pacjentów z dystymią leczonych SK&P. Dzięki praktyce SK&P, wzorce EEG sceny marzeń znacznie się poprawiły. Nastąpiła redukcja opóźnień REM i poprawa w etapach NREM. Pokazuje to, że SK&P wywołuje obiektywne efekty biologiczne. Autorzy doszli do wniosku, że SK&P jest "dobrą alternatywą w leczeniu pacjentów z dystymią"[27].

Problemy z oddychaniem - zapalenie oskrzeli i rozedma związane z paleniem tytoniu

W eksperymencie przeprowadzonym w Australii Zachodniej wybrano 22 mężczyzn w wieku od 52 do 65 lat. Cierpieli na poważne problemy z oddychaniem, takie jak przewlekłe zapalenie oskrzeli, rozedma - uniemożliwiające normalne oddychanie. Połowa mężczyzn przeszła standardowe leczenie: fizjoterapia, która obejmowała techniki relaksacyjne, ćwiczenia oddechowe oraz ogólne treningi poprawiające wytrzymałość.

Pozostałych 11 mężczyzn otrzymało nauczyciela jogi zamiast fizjoterapeuty. Nauczył ich technik oddychania jogą, które zachęcały do używania wszystkich mięśni klatki piersiowej i brzucha oraz dziesięciu pozycji jogi. Pacjenci ćwiczyli poszczególne ćwiczenia przez dziewięć miesięcy. Następnie zostały one ponownie zbadane w szpitalu: technik sprawdził ich funkcję płuc, lekarz dokładnie zbadał je w celu określenia, jak zmieniły się ich objawy, a rower stacjonarny został wykorzystany do pomiaru ich zdolności do ćwiczeń.

Różnica między tymi dwoma grupami była uderzająca. Mężczyźni, którzy ćwiczyli jogę, wykazali znaczną poprawę zdolności do ćwiczeń, ale grupa fizjoterapeutyczna nie. Ośmiu lub więcej z 11 pacjentów, którzy przeszli jogę, zadeklarowało, że zdecydowanie zwiększyli tolerancję na wysiłek fizykoterapii i że szybciej wyzdrowieli po wysiłku.

Pacjenci ćwiczyli poszczególne ćwiczenia przez dziewięć miesięcy. Następnie zostały one ponownie zbadane w szpitalu: technik sprawdził ich funkcję płuc, lekarz dokładnie zbadał je w celu określenia, jak zmieniły się ich objawy, a rower stacjonarny został wykorzystany do pomiaru ich zdolności do ćwiczeń.

***Corresponding author Aiswarya Dileep:** Katedra periodontologii, szkoła i szpital stomatologiczny Rajarajeswari, Bangalore, Indie; e-mail: dileepaiswarya438@gmail.com

Różnica między tymi dwoma grupami była uderzająca. Mężczyźni, którzy ćwiczyli jogę, wykazali znaczną poprawę zdolności do ćwiczeń, ale grupa fizjoterapeutyczna nie. Ośmiu lub więcej z 11 pacjentów, którzy przeszli jogę, zadeklarowało, że zdecydowanie zwiększyli tolerancję na wysiłek fizykoterapii i że szybciej wyzdrowieli po wysiłku. Co najlepsze, pacjenci, którzy studiowali jogę, najwyraźniej zyskali możliwość kontrolowania swoich problemów z oddychaniem. Znacznie większa liczba pacjentów zgłosiła, że "za pomocą jogicznych ćwiczeń oddechowych mogliby kontrolować atak ciężkiego skrócenia oddechu bez konieczności szukania pomocy medycznej", jak wynika z badania.

Lekarze analizujący wyniki badania postulują, że po treningu wzorzec oddechowy pacjentów z grupy jogi zmienił się na wolniejszy i głębszy cykl, co pozwala im tolerować większe obciążenie pracą. Pacjenci z grupy fizjoterapeutycznej kontynuowali płytkie, szybkie oddychanie. To może tłumaczyć większą tolerancję problemów z oddychaniem przez grupę jogi.
Inne badania potwierdziły korzystne działanie jogi u pacjentów z chorobami układu oddechowego.

Samoświadomość siebie

Joga dąży również do zwiększenia samoświadomości zarówno na poziomie fizycznym, jak i psychologicznym. Pozwala to ludziom na podjęcie wczesnych działań zbiorowych, takich jak regulacja postawy, kiedy dyskomfort jest po raz pierwszy zauważony.
Pacjenci, którzy studiują jogę uczą się indukować relaks, a następnie mogą korzystać z tej techniki, gdy tylko pojawi się ból. Praktyka jogi może zapewnić chronicznym osobom cierpiącym na ból przydatne narzędzia do aktywnego radzenia sobie z ich bólem i pomóc przeciwdziałać uczuciom bezradności i depresji.

Astma

Badania przeprowadzone w instytucjach zajmujących się jogą w Indiach wykazały imponujący sukces w poprawie astmy. Na przykład, jedno z badań 255 osób z astmą wykazało, że skutkiem jogi jest poprawa lub wyleczenie u 74% pacjentów z astmą. Inne badanie 114 pacjentów leczonych w ciągu jednego roku przez jogę wykazało 76 procentową poprawę lub leczenie i że atakom astmy można zazwyczaj zapobiegać metodami jogi bez uciekania się do leków.
Kolejne indyjskie badanie 15 osób chorych na astmę wykazało 93-procentową poprawę w ciągu 9 lat. Badanie to wykazało, że poprawa była związana z poprawą koncentracji, a dodanie procedury medytacyjnej sprawiło, że leczenie było bardziej skuteczne niż proste postawy i pranajama. Praktyka jogi doprowadziła również do większego obniżenia punktacji lękowej niż terapia farmakologiczna. Autorzy uważają, że praktyka

***Corresponding author Aiswarya Dileep:** Katedra periodontologii, szkoła i szpital stomatologiczny Rajarajeswari, Bangalore, Indie; e-mail: dileepaiswarya438@gmail.com

jogi pomaga pacjentom poprzez umożliwienie im dostępu do własnych doświadczeń wewnętrznych i zwiększenie samoświadomości.
Badanie 46 nastolatków z astmą wykazało, że praktyka jogi spowodowała znaczny wzrost funkcji płuc i wydolności wysiłkowej oraz doprowadziła do zmniejszenia liczby objawów i leków. Pacjenci otrzymywali codzienny trening w jodze przez 90 minut rano i jedną godzinę wieczorem przez 40 dni. Praktyka obejmowała zabiegi oczyszczania jogicznego (krija), utrzymywanie jogicznej postawy ciała (asany) oraz jogiczne praktyki oddechowe (pranajama).

WNIOSEK: Joga dąży również do zwiększenia samoświadomości zarówno na poziomie fizycznym, jak i psychologicznym. Pozwala to ludziom na podjęcie wczesnych działań zbiorowych, takich jak regulacja postawy, kiedy dyskomfort jest po raz pierwszy zauważony.
Pacjenci, którzy studiują jogę uczą się indukować relaks, a następnie mogą korzystać z tej techniki, gdy tylko pojawi się ból. Praktyka jogi może zapewnić chronicznym osobom cierpiącym na ból przydatne narzędzia do aktywnego radzenia sobie z ich bólem i pomóc przeciwdziałać uczuciom bezradności i depresji.

REFERENCJE

1. Mullally BH, Breen B, Linden GJ. Palenie tytoniu i utrata kości we wczesnym zapaleniu przyzębia. J Periodontol 1999: 70: 394-401.
2. Haffajee AD, Socransky SS. Związek palenia papierosów z profilami poziomów przywiązania. J clin Periodontol 2001: 28: 283-295.
3. Chen X, Wolff L, Aeppli D, Guo Z, Luan W, Baelum V, Fejeskov O. Palenie papierosów, śliniano-starzeniowe płyny szczelinowe i stan przyzębia. Badanie podłużne na przestrzeni 10 lat. J clin Periodontol 2001: 28: 331-339.
4. Bergstrom J. Palenie papierosów jako czynnik ryzyka w przewlekłej chorobie przyzębia. społeczność Dent Oral Epidemiol 1989: 17: 245-247.
5. McGuire ME, Nunn ME. Prognoza a rzeczywisty wynik. IV. Skuteczność parametrów klinicznych i genotypu IL-l w dokładnym prognozowaniu rokowania i przetrwania zębów. J Periodontol 1999: 70: 49-56.
6. Tomar SL, Samira A. Palenie-przyczynowe zapalenie przyzębia w Stanach Zjednoczonych: Ustalenia z NHANES III. J Periodontol 2000: 71: 743-751.
7. Randolph WM, Ostir GV, Markides ES. Rozpowszechnienie utraty zębów i korzystania z usług dentystycznych w starszych Amerykanach meksykańskich. J Am Geriatr Soc 2001: 4P: 585–589.

***Corresponding author Aiswarya Dileep:** Katedra periodontologii, szkoła i szpital stomatologiczny Rajarajeswari, Bangalore, Indie; e-mail: dileepaiswarya438@gmail.com

8. Hashim R, Thomson WM, Pack AR. Palenie w okresie dojrzewania jako predyktor wczesnej utraty przywiązania przyzębia. społeczność Dent Oral Epidemiol 2001: 2P: 130-135.
9. Hashim R, Thomson WM, Pack AR. Palenie w okresie dojrzewania jako predyktor wczesnej utraty przywiązania przyzębia. społeczność Dent Oral Epidemiol 2001: 2P: 130-135.
10. Preshaw PM, Lauffart B, Zak E, Jeffcoat ME, Barton I, Heasman PA. Postęp i leczenie przewlekłego zapalenia przyzębia u osób dorosłych. J Periodontol 1999: 70: 1209-1220.
11. Scabbia A, Cho ES, Sigurdsson TJ, Eim CE, Trombelli L. Palenie papierosów negatywnie wpływa na odpowiedź leczniczą po operacji usuwania osnowy. J Periodontol 2001: 72: 43-49.
12. Heard RH, Mellonig JT, Brunsvold MA, Lasho DJ, Meffert RM, Cochran DL. Ocena kliniczna gojenia się ran, zmniejszająca wielokrotne ekspozycje na białko matrycy szkliwa w leczeniu wad przyzębia w obrębie intrabony. J Periodontol 2000: 71: 1715-1721.
13. Carlsson GE, Lindquist LW, Jemt T. Długotrwała marginalna utrata kości okołoodmianowej u pacjentów bezzębnych. Int J Prosthodont 2000: 13: 295-30.
14. Lambert PM, Morris HF, Ochi S. Wpływ palenia tytoniu na 3-letni sukces kliniczny implantów kostno-gryzowych. Ann Periodontol 2000: 5: 79-89.
15. Muller HP, Eger T, Schorb A. Wymiary dziąsłowe po pokryciu korzeniami z wolnymi przeszczepami tkanki łącznej. J clin Periodontol 1998: 25: 424-430.
16. Danesh-Meyer MJ, Wikesjo UM. Defekty recesji dziąseł i kierowanej regeneracji tkanek: przegląd. J Periodontal Res 2001: 36: 341–354.
17. Mayfield LJ, Skoglund A, Hising P, Lang NP, Attstrom R. Ocena po funkcjonalnym obciążeniu oprzyrządowania tytanowego umieszczonego w grzbietach powiększonych o zdeproteinizowane minerały kostne. Klinika Implanty jamy ustnej Res 2001: 12: 508-514.
18. Persson L, Bergstrom J, Gustafsson A, Asman B. Palenie tytoniu i aktywność dziąsłowych neutrofili u młodych ludzi. J clin Periodontol 1999: 26: 9-13.
19. Soder B, Nedlich U, Jin LJ. Długotrwały efekt leczenia niechirurgicznego i systemowego metronidazolu przez tydzień u palaczy i niepalących z opornym zapaleniem przyzębia: badanie 5-letnie. J Periodontol 1999: 70: 761-771.
20. Persson L, Bergstrom J, Ito H, Gustafsson A. Palenie tytoniu i aktywność neutrofili u pacjentów z chorobami przyzębia. J Periodontol 2001: 72: 90-95.

***Corresponding author Alswarya Dileep:** Katedra periodontologii, szkoła i szpital stomatologiczny Rajarajeswari, Bangalore, Indie; e-mail: dileepaiswarya438@gmail.com

21. Fredriksson MI, Figueredo CM, Gustafsson A, Bergstrom EG, Asman BE. Wpływ zapalenia przyzębia i palenia tytoniu na leukocyty krwi i białka ostrej fazy. J Periodontol 1999: 70: 1355-1360.
22. Fredriksson M, Bergstrom E, Asman B. IL-8 i TNF-alfa z obwodowych neutrofili i białek ostrej fazy w zapaleniu przyzębia. J clin Periodontol 2002: 2P: 123-128.
23. Bostrom L, Linder LE, Bergstrom J. Palenie tytoniu i poziom GCF IL-lbeta i IL-l ra w chorobie przyzębia. J clin Periodontol 2000: 27: 250-255.
24. Gustafsson A, Asman B, Bergstro¨m E. Palenie papierosów jako czynnik obciążający w chorobach zapalnych tkankowo-destrukcyjnych. Wzrost czynnika martwicy nowotworów - priming czynnika alfa obwodowych neutrofili mierzony jako wytwarzanie rodników tlenowych. Int J clin Lab Res 2000: 30: 187-190.
25. Bostrom L, Linder LE, Bergstrom J. Kliniczna ekspresja TNF-alfa w chorobie przyzębia związanej z paleniem tytoniu. J clin Periodontol 1998: 25: 767-773.
26. Normalizacja amplitudy P300 po leczeniu w dystymii. P.J. Naga Venkatesha Murthy, B.N. Gangadhar, N. Janakiramaiah i D.K. Subhakrishna. Psychiatria biologiczna, 1997: Vol. 42, str. 740-743 .
27. Skuteczność terapeutyczna Sudarshan Kriya Yogi (SKY) w zaburzeniach histymicznych. N Janakiramaiah, B. N. N. Gangadhar et al NIMHANS Journal, styczeń 1998, str. 21-28 .
28. P300 amplituda i odpowiedź antydepresyjna na Sudarshan Kriya Yoga (SKY). P.J. Naga Venkatesha Murthy, N. Janakiramaiah, et. al. Journal of Affective Disorders 50 (1998), s. 45-48.
29. Efekty Sudarshan Kriya w zaburzeniach dystymicznych, B.L. Meti, T. R.Raju, N. Janakiramaiah, N Venkatesh, P.J. Murthy, B.N. Gangadhar. Oddziały Neurofizjologii i Psychiatrii, NIMHANS. 1996.

***Corresponding author Aiswarya Dileep:** Katedra periodontologii, szkoła i szpital stomatologiczny Rajarajeswari, Bangalore, Indie; e-mail: dileepaiswarya438@gmail.com

ROZDZIAŁ-5 MEDYCYNA ZINTEGROWANA [INŻYNIERIA WEWNĘTRZNA], OSTEOPOROZA I PERIODONTOLOGIA

Aiswarya Dileep*1, Krishna Kripal1

1Oddział *Periodontologii, Kolegium Stomatologiczne i Szpital Rajarajeswari, Bangalore, Indie*

Streszczenie: Osteopenia i osteoporoza są układowymi chorobami szkieletu charakteryzującymi się niską masą kostną i pogorszeniem stanu mikroarchitektonicznego, co w konsekwencji zwiększa kruchość kości i podatność na złamania. Według Światowej Organizacji Zdrowia osteoporoza jest uważana za występującą, gdy gęstość mineralna kości (BMD) wynosi 2,5 odchylenia standardowego (SD) poniżej normy u młodych ludzi. Osteopenię definiuje się jako poziomy gęstości kości pomiędzy 1 SD a 2,5 SD poniżej normalnej BMD.419.

Słowa kluczowe: Osteoporoza, Czynniki ryzyka, Inżynieria wewnętrzna

INTRODUKCJA:

W trzecim National Health and Nutrition Examination Survey (NHANES III) częstość występowania osteoporozy przy szyi kości udowej wynosiła 20% białych kobiet po menopauzie. 420 Alternatywnym podejściem jest wykorzystanie zniekształceń morfologicznych w kręgach w celu zdefiniowania osteoporozy. Częstość występowania zdefiniowanych zniekształceń kręgosłupa stwierdzono na poziomie 12% zarówno u mężczyzn, jak i kobiet. Wzrost częstotliwości z wiekiem był większy u kobiet, z 5% w wieku 50-54 lat do 24% w wieku 75-79 lat. W przypadku mężczyzn było to 10% w wieku 50-54 lata, a w wieku 75-79 lat - 18%. 421 Częstość występowania tej stosunkowo cichej choroby jest bardzo wysoka i rośnie. Przyszłe prognozy wskazują na potrójny wzrost liczby złamań biodra związanych z osteoporozą. [1]
Czynniki ryzyka osteoporozy można podzielić na czynniki ryzyka niezmiennego i modyfikowalnego. Niemodyfikowalne obejmują płeć, wiek, wczesną menopauzę, cienką lub małą ramę ciała, rasę i dziedziczność. Brak spożycia wapnia, brak ruchu, palenie tytoniu i brak alkoholu to czynniki ryzyka, które można modyfikować. Niska masa kostna, niektóre leki, skłonność do upadku oraz choroby ogólnoustrojowe, takie jak nadczynność przytarczyc, można w pewnym stopniu modyfikować.

Te czynniki ryzyka zostały już wcześniej omówione. Czynniki ryzyka osteoporozy obejmują wiele czynników ryzyka związanych z zaawansowaną chorobą przyzębia. Ponieważ zarówno osteoporoza, jak i choroby przyzębia są chorobami resorpcyjnymi kości, przyjęto hipotezę, że osteoporoza może być czynnikiem ryzyka rozwoju choroby przyzębia.

Związek między systemową gęstością mineralną kości a gęstością mineralną kości jamy ustnej

***Corresponding author Aiswarya Dileep:** Katedra periodontologii, szkoła i szpital stomatologiczny Rajarajeswari, Bangalore, Indie; e-mail: dileepaiswarya438@gmail.com

Kribbs i wsp. [3] jako pierwsi zajęli się zagadnieniem zależności u kobiet osteoporotycznych w badaniu oceniającym całkowity poziom wapnia w organizmie za pomocą analizy aktywacji neutronów. Stwierdzono związek z gęstością żuchwy mierzoną za pomocą analizy ilościowej na zdjęciach wewnątrzustnych. W porównaniu z 85 kobietami osteoporotycznymi i 27 kobietami normalnymi, grupa osteoporotyczna miała mniejszą masę i gęstość kości żuchwy oraz cieńszą korę w gonionie niż grupa normalna. Grupa osteoporotyczna miała również większy odsetek osób, które były bezzębne. W grupie pacjentów z zębatą stwierdzono większą utratę zębów w grupie osteoporotycznej. Nie stwierdzono różnic w pomiarach klinicznych przyzębia między grupami osteoporotycznymi i normalnymi.

W badaniu 12 uczestników osteoporotycznych, u których w wywiadzie wystąpiły złamania, von Wowern i wsp. 424 znaleźli mniej minerałów kości żuchwowej mierzonych metodą podwójnej fotonochłonności niż u 14 normalnych kobiet.

W badaniu wzdłużnym 69 kobiet otrzymujących hormonalną terapię zastępczą BMD kręgosłupa lędźwiowego oceniano metodą podwójnej fotonochłonności. W porównaniu z pomiarami ilościowymi znormalizowanych zdjęć rentgenowskich regionu tylnego, dopiero podczas drugiej wizyty stwierdzono istotną, ale umiarkowaną korelację. W okresie obserwacji wynoszącym średnio 5 lat zaobserwowano pozytywny wpływ terapii zastępczej estrogenami na masę kostną żuchwy i kręgosłupa lędźwiowego. Różne schematy działania estrogenów spowodowały różne przyrosty masy kostnej [3-7].

Streckfus i wsp. 426 wykorzystali ilościowe pomiary pionowego bitewingu i radiografii ręki u pacjentów z aktywnym zapaleniem przyzębia. Wyniki badań wykazały, że kobiety po menopauzie leczone estrogenowo mają więcej ubytków kostnych wyrostka zębodołowego (ABL), więcej brakujących zębów oraz zmniejszoną gęstość kości wyrostka zębodołowego i drugiego nadgarstka niż kobiety przed menopauzą. Gęstość kości wyrostka zębodołowego była również silnie skorelowana z gęstością drugiego nadgarstka.

Większość badań dotyczy systemowej BMD z żuchwową gęstością mineralną. W badaniu zarówno szczęki, jak i żuchwy oceniono 41 uzębienia kobiet kaukaskich w wieku 20-78 lat, wykorzystując ilościową radiografię wewnątrzustną i systemowe gęstości kości określone za pomocą dwoistej absorpcjometrii rentgenowskiej (DXA). Gęstość kości wyrostka zębodołowego szczękowego była istotnie związana z gęstością wyrostka żuchwowego, kręgosłupa lędźwiowego, biodra i promienia u zdrowych kobiet, a gęstość kości wyrostka zębodołowego szczękowego zmniejszała się wraz z wiekiem. [8-11]

***Corresponding author Aiswarya Dileep:** Katedra periodontologii, szkoła i szpital stomatologiczny Rajarajeswari, Bangalore, Indie; e-mail: dileepaiswarya438@gmail.com

Shrout i wsp. [12] wykorzystali pomiary morfologiczne z cyfrowych zdjęć radiografii bitewing do korelacji z BMD lędźwiowym i udowym u 45 kobiet po menopauzie, u których nie występowały lub występowały jedynie łagodne choroby przyzębia (brak głębokości sondowania > 5 mm). Złożoność wzoru trapezowego słabo skorelowana z kręgosłupem lędźwiowym i BMD kości udowej. We wstępnym raporcie z ustnego badania pomocniczego Inicjatywy na rzecz Zdrowia Kobiet oceniono 158 pacjentów w średnim wieku 62,2 ± 7,6 roku. Gęstość mineralną kości biodrowej potwierdzono metodą DXA, a gęstość kości żuchwy mierzono ilościową cyfrową radiografią wewnątrzustną. Stwierdzono istotną korelację między kością podstawy żuchwy a gęstością mineralną kości biodrowej. Autorzy postawili pytanie, czy radiografia wewnątrzustna może służyć jako narzędzie przesiewowe dla osteopenii. Jonasson i wsp. 430 dokonali dalszej oceny przydatności analizy trabelekularnego wzoru wyrostka zębodołowego i masy kości żuchwowej do przewidywania BMD kości szkieletowej. Ocena stopnia zaawansowania trabeekulacji kości wyrostka zębodołowego widocznego na zdjęciach wewnątrzustnych może być pomocnym wskaźnikiem klinicznym BMD kości szkieletowej i lepszym niż pomiary densytometryczne kości wyrostka zębodołowego. Gęsta trabekulacja jest silnym wskaźnikiem wysokiej BMD, natomiast rzadka trabekulacja może być wykorzystywana do przewidywania niskiej BMD. Dane zebrane w większości badań przekrojowych wskazują na związek między BMD układową a doustną BMD. Dodatkowe dane z trwających badań dotyczących zmian w czasie będą dalej rozwijać tę zależność. [13-17].

Choroba przyzębia i osteoporoza

Zbadano związek między utratą zębów a BMD. Kilka doniesień wskazuje na związek pomiędzy utratą zębów a zmniejszeniem systemowej BMD. Inne raporty nie znajdują tej korelacji. Stosowanie utraty zębów jako substytutu chorób przyzębia ma kilka ograniczeń. Podstawowa przyczyna utraty zębów jest często nieznana. Zakres choroby wokół pozostałych zębów nie jest brany pod uwagę w tych analizach. Dlatego dokładny pomiar stopnia zniszczenia przyzębia nie może być dokonany poprzez wykorzystanie utraty zębów jako zmiennej w analizie zależności między osteoporozą a zapaleniem przyzębia. W kilku, przeważnie przekrojowych raportach wykorzystano różne parametry do oceny nasilenia choroby przyzębia u osób z obniżoną BMD.

W pracy Elders et al. [18-20] porównano BMD lędźwi i grubość kory nadgarstka (MCT) z wysokością kości wyrostka zębodołowego mierzoną na zdjęciach radiograficznych i parametrach klinicznych paradontozy. Nie zaobserwowano istotnej zależności między pomiarami masy kostnej a wysokością kości wyrostka zębodołowego lub parametrami przyzębia. Średni wiek w tej grupie był stosunkowo młody, między 46 a 55 rokiem życia, co mogło przyczynić się do braku korelacji.

***Corresponding author Aiswarya Dileep:** Katedra periodontologii, szkoła i szpital stomatologiczny Rajarajeswari, Bangalore, Indie; e-mail: dileepaiswarya438@gmail.com

Podobne wyniki odnotowano w badaniu ubytku zębów i utraty przyczepności w odniesieniu do BMD kręgosłupa i proksymalnej kości udowej. W badaniu tym zbadano 135 kobiet z co najmniej 10 zębami, u których nie stwierdzono występowania umiarkowanej lub ciężkiej choroby przyzębia. Utrata przyczepności była skorelowana z utratą zębów, ale nie z gęstością kości udowej kręgosłupa lub proksymalnej[21].

Porównując liczbę stron z utratą przywiązania do BMD u 292 dentystek (średni wiek 75,5 roku) nie stwierdzono istotnego statystycznie związku.
W grupie 70-letnich kobiet w wieku 15 osób z osteoporozą porównano z 21 osobami z prawidłową BMD. Nie stwierdzono istotnych statystycznie różnic w krwawieniu dziąseł, głębokości kieszeni pomiarowej, recesji dziąseł czy marginalnym poziomie kości między kobietami z osteoporozą a kobietami z prawidłową BMD[23-25].

W przeciwieństwie do tych doniesień, inni autorzy zgłosili istotny związek pomiędzy osteopenią układową a utratą kości przyzębia. Von Wowern i wsp. [27] stwierdzili większą utratę przywiązania u kobiet z osteoporozją w małej populacji o średnim wieku 68 lat. Osteoporozę oceniano na podstawie zawartości minerałów kostnych w żuchwie i przedramieniu oznaczonych metodą podwójnego skanowania fotonowego. W badanej populacji 70 kobiet rasy kaukaskiej w wieku 51-78 lat, BMD układowe szkieletowe zostało ocenione przez DXA. Utrata przyczepu klinicznego i interproksymalne ABL reprezentowały nasilenie choroby przyzębia. Średnia ABL istotnie korelowała z systemową BMD. Stwierdzono tendencję do korelacji między poziomami przywiązania klinicznego a BMD.[29]

Badania przekrojowe mają swoje ograniczenia. Brak informacji o chorobach badanych przed egzaminem. Chociaż zarówno osteopenia, jak i choroba przyzębia są chorobami przewlekłymi i można założyć, że występowały one przed dokonaniem obserwacji, błędem jest stwierdzenie, że obie choroby były obecne. Aby lepiej ocenić tę zależność, potrzebne są prospektywne badania dotyczące zmian w czasie. Do tej pory przeprowadzono niewiele badań podłużnych.

W dwuletnim podłużnym badaniu klinicznym badano zmiany wysokości i gęstości kości wyrostka zębodołowego u 21 kobiet osteoporotycznych/osteopenicznych w porównaniu z 17 kobietami z prawidłową BMD kręgosłupa lędźwiowego. Przedmiotem badań były kobiety w okresie pomenopauzalnym, które zapisały się do programu konserwacji przyzębia. Kobiety osteoprotyczne/osteopeniczne wykazywały większą częstość zanikania wysokości kości wyrostka zębodołowego oraz utraty gęstości grzebienia grzebienia i podkręgosłupa w porównaniu z kobietami z prawidłową BMD. Niedobór estrogenów związany był ze zwiększoną częstością utraty gęstości kości wyrostka zębodołowego u kobiet osteoporotycznych/osteopenicznych. Autorzy doszli do wniosku, że osteoporoza/osteopenia i niedobór estrogenów są czynnikami ryzyka utraty gęstości kości wyrostka zębodołowego u kobiet z zapaleniem przyzębia w wywiadzie.

***Corresponding author Aiswarya Dileep:** Katedra periodontologii, szkoła i szpital stomatologiczny Rajarajeswari, Bangalore, Indie; e-mail: dileepaiswarya438@gmail.com

Pięćdziesięciu dziewięciu pacjentów z umiarkowanym/zaawansowanym zapaleniem przyzębia u dorosłych i 16 osób bez zapalenia przyzębia, wszyscy w ciągu 5 lat po menopauzie na poziomie podstawowym, zostali podzieleni na warstwy na podstawie stężenia estradiolu w surowicy. Utrata przyczepności była oceniana w okresie 2 lat i była skorelowana z poziomem BMD i estradiolu w surowicy. Stężenie estradiolu w surowicy nie wpłynęło na odsetek miejsc tracących przyczepność ani w grupach z zapaleniem przyzębia, ani w grupach bez zapalenia przyzębia. Grupa osób z niedoborem estradiolu wykazywała tendencję do częstszego występowania miejsc z utratą przyczepności ≥2 mm.

Większe prospektywne badania podłużne są potrzebne do dalszej oceny osteoporozy jako czynnika ryzyka rozwoju choroby przyzębia. Ustne badanie pomocnicze Inicjatywy na rzecz Zdrowia Kobiet na Uniwersytecie Alabama w Birmingham zostało opracowane w celu ustalenia, czy istnieje związek między osteoporozą układową a utratą kości jamy ustnej. W niniejszym raporcie przedstawione zostaną wstępne prospektywne dane dotyczące zmian w czasie. Inicjatywa na rzecz zdrowia kobiet jest badaniem zdrowia kobiet po menopauzie w Stanach Zjednoczonych. Czynniki ryzyka chorób w tej populacji są badane na terenie całego kraju i obejmują choroby serca i osteoporozę. Wykorzystując wyjątkową okazję do współpracy z Women's Health Initiative na Uniwersytecie w Alabamie w Birmingham, ustanowiono ustne badanie pomocnicze.

Wszystkie osoby uczestniczące w badaniu to kobiety po menopauzie. Gęstość mineralna kości została potwierdzona za pomocą DXA. Kompleksowe wywiady lekarskie i badania połączono z wynikami badań jamy ustnej i ilościowej cyfrowej radiografii wewnątrzustnej. Techniki wewnątrzustne stosowane w tym badaniu zostały zatwierdzone i są w ponad 90% czułe i specyficzne w wykrywaniu niewielkich zmian w masie i gęstości kości. Standardowe pionowe radiogramy bitewing zostały wykonane na linii podstawowej i 3-letniej wizycie kontrolnej. Zdjęcia radiograficzne zostały zdigitalizowane i skorygowane pod kątem małych błędów kątowych i kontrastu. Radiografia odejmowania została wykorzystana do poprawy jakości standardowych zdjęć rentgenowskich. Wysokość kości wyrostka zębodołowego mierzono za pomocą oprogramowania Periovision. Pomiary wykonano w aspekcie mezjalnym i dystalnym zębów tylnych. Wysokość kości wyrostka zębodołowego zdefiniowano jako pomiar od połączenia cementoenamelowego do punktu zamocowania kości do korzenia zębów. Pacjenci zostali odwołani, a podobne badanie, w tym badania radiograficzne, wykonywano co 3 lata.

Ilość ABL wzdłuż powierzchni korzenia w okresie 3 lat obliczono dla 58 osób przy użyciu cyfrowej radiografii odejmowania. Uczestnicy podzieleni zostali na dwie grupy oparte na BMD na wysokości bioder mierzonej na linii podstawowej. Grupę osteoporozy zdefiniowano jako gęstość mineralną kości 2,5 SD poniżej normy potwierdzoną przez DXA. Osoby z BMD powyżej tego poziomu były uważane za grupę

***Corresponding author Aiswarya Dileep:** Katedra periodontologii, szkoła i szpital stomatologiczny Rajarajeswari, Bangalore, Indie; e-mail: dileepaiswarya438@gmail.com

nieosteoporozy. Osoby badane zostały również podzielone na warstwy w oparciu o ABL jako miarę stanu choroby przyzębia na poziomie podstawowym. U osoby badanej stwierdzono, że ma ona zapalenie przyzębia, gdy na poziomie podstawowym mierzona jest wysokość kości wyrostka zębodołowego wynosząca 3 mm lub więcej.

U osób z osteoporozą stwierdzono większy progresję ABL niż u osób bez osteoporozy w ciągu 3 lat. U osób z chorobą przyzębia na poziomie podstawowym występowały większe ilości ABL niż u osób z chorobą przyzębia. Największą ilość ABL stwierdzono w grupie osób z chorobą przyzębia i osteoporozą. Ogólny model liniowy został skonstruowany dla zmiennej zmiany wynikowej logarytmicznej wysokości kości wyrostka zębodołowego. Niezależne zmienne obejmowały palenie tytoniu, wiek, aktualną hormonalną terapię zastępczą, spożycie wapnia oraz pochodzenie etniczne ($P < 0{,}0008$). W porównaniu post hoc osób bez paradontozy na poziomie podstawowym, osoby z osteoporozą miały większy średni ABL (0,18± 0,21 mm w porównaniu z 0,66 ± 62 mm; $P < 0{,}02$). To było statystycznie istotne. W przypadku występowania paradontozy na poziomie podstawowym, różnica w średniej ABL między grupami osteoporozy i nieosteoporozy była jeszcze większa. Średnia wartość ABL dla pacjentów z paradontozą i osteoporozą wynosiła 1,08 ± 0,46 mm w porównaniu z 0,31 ± 0,20 mm w grupie nieosteoporozy. Było to statystycznie istotne ($P < 0{,}01$).
Dane te stanowią wstępny raport z trwających badań i wskazują na większą skłonność do utraty kości wyrostka zębodołowego u osób z osteoporozą, zwłaszcza u osób z wcześniej występującym zapaleniem przyzębia. Oznaczałoby to, że osteoporoza lub niska systemowa BMD powinny być uważane za czynnik ryzyka rozwoju choroby przyzębia.

Wpływ inżynierii wewnętrznej na osteoporozę

Wielu pracowników służby zdrowia coraz częściej zwraca się zatem w stronę terapii alternatywnych w celu poprawy zdrowia i stylu życia. Joga jest zalecana i staje się coraz bardziej popularna, aby przeciwdziałać negatywnym skutkom menopauzy na kobiece ciało. Następnie służy to celowi na kilka sposobów.

Joga może stymulować kości do zatrzymywania wapnia, pod warunkiem, że organizm dostaje wystarczającą ilość wapnia w pierwszej kolejności. 436 Robi to poprzez obciążeniowe pozy jogazan, które wpływają na kręgosłup, ramiona, ramiona, łokcie, nogi, zachęcając jednocześnie do pełnego zakresu ruchu. Trening jogi z obciążeniem wykazały pozytywny wpływ na kość poprzez zmniejszenie resorpcji kości, a tym samym zapobieganie ryzyku osteoporozy u kobiet po menopauzie. Ma to również pozytywny wpływ na poprawę jakości życia i równowagi.

Badania dowodzą, że joga zwiększa siłę mięśni i elastyczność ciała. Jest to jeden z niewielu systemów ćwiczeń, w których ciężar przenoszony jest przez ramiona i górną część ciała, powodując, że kości stają się grubsze i mocniejsze. Ostatnie badania

***Corresponding author Aiswarya Dileep:** Katedra periodontologii, szkoła i szpital stomatologiczny Rajarajeswari, Bangalore, Indie; e-mail: dileepaiswarya438@gmail.com

dowiodły, że joga może złagodzić niektóre straty wysokości związane z osteoporozą. Joga może być wykorzystywana jako terapia alternatywna do ćwiczeń.

Wytrzymałość kości jest postrzegana jako poprawiona przez ćwiczenia wytrzymałościowe i trening siłowy mięśni. Ponadto aerobik i trening oporowy pomagają utrzymać lub zwiększyć gęstość mineralną kości (BMD) u kobiet po menopauzie. Regularne ćwiczenia i joga pomagają spowolnić starzenie się szkieletu. Niezależnie od wieku, osoby prowadzące aktywny tryb życia mają znacznie większą masę kostną w porównaniu z innymi osobami siedzącymi. Ta korzyść jest utrzymywana w siódmej i ósmej dekadzie życia. Ćwiczenia o charakterze nośnym, które obejmują chodzenie, bieganie, taniec, skakanie po linie, wszystkie czynności, takie jak trening oporowy obwodu, w którym można wytworzyć znaczne siły mięśniowe przeciwko długimi kośćmi ciała, są niezwykle korzystne.

Jeśli kobieta już zaczęła tracić masę lub jest w inny sposób podatna na złamania kręgosłupa, bieganie może spowodować zbyt duży nacisk na kolana, kostki i kręgosłup lędźwiowy. Ponadto, czynności przenoszące ciężar ciała, takie jak chodzenie lub bieganie, przynoszą korzyści tylko kończynom dolnym i nie wzmacniają nadgarstków, łokci, ramion czy pleców. Wadą ćwiczeń aerobiku jest to, że istnieje odpowiedni spadek zawartości tłuszczu w organizmie, który może spowodować utratę BMD.
Trening oporowy, jak np. ćwiczenie z użyciem wolnych ciężarów lub trening obwodowy, jest szczególnie skuteczną metodą wzmacniania kości. Kobiety w okresie pomenopauzy wykonujące regularnie oporne ćwiczenia treningowe powodują przyrost BMD o 1%. 443 Ten program szkoleniowy wymaga specjalistycznego i kosztownego sprzętu. Potrzebne jest również specjalne miejsce do wykonywania tego opornego treningu.

Ta eksperymentalna próba przedpostaciowa została przeprowadzona w celu określenia wpływu jogazan na osteoporozę u kobiet w okresie pomenopauzalnym. Wyniki wykazały poprawę BMD (na co wskazuje wzrost wartości T-score skanowania DEXA w kręgosłupie lędźwiowym).

Ocena BMD kręgosłupa wykazała poprawę od wartości T-score sprzed -2,69 do T-score po -2,55, co sugeruje duże znaczenie [Tabela 3], gdzie P < 0,05. W ten sposób z różnymi jogasanami o różnych ciężarach nośnych BMD rzeczywiście się poprawiło. Badanie wykazało również, że interwencja w każdym wieku może odwrócić i poprawić straty BMD spowodowane menopauzą lub starzeniem się.

Poprawę BMD można przypisać efektom mechanotransdukcji, która odgrywa ważną rolę w leczeniu złamań patologicznych, adaptacji fizycznych, a przede wszystkim adaptacji terapeutycznych do osteogenezy. 444 Aby sprostać wymaganiom funkcjonalnym w środowisku mechanicznym, następuje fizyczna przebudowa kości. Istnieje dynamiczna równowaga pomiędzy osteogenezą procesu a resorpcją kości dzięki obciążeniom mechanicznym, które aktywują do tego mechanotransduktory.

***Corresponding author Aiswarya Dileep:** Katedra periodontologii, szkoła i szpital stomatologiczny Rajarajeswari, Bangalore, Indie; e-mail: dileepaiswarya438@gmail.com

Pilotażowe badanie przeprowadzone przez Fishmana wykazało znaczną poprawę wyników T-score na kręgosłupie i biodrze w okresie 2 lat. Badanie obejmowało różne jogasany, takie jak trikonasana, bhujanganasa, setu bandhasana i paschimotasana, które były również składnikiem obecnego badania. Powyższe badanie wykazało większy wzrost BMD w stawie biodrowym w porównaniu z kręgosłupem.

Badanie przeprowadzone przez Angin i Erden wykazało poprawę wyników T-score, chociaż nie było istotnej różnicy pomiędzy średnią poprawą uzyskaną po programie ćwiczeń dla grup osteoporotycznych i osteopenicznych, ale 43,8% kobiet osteopenicznych miało wynik T-score pokazujący osteopenię, a 23,5% kobiet osteopenicznych miało wynik T-score mieszczący się w normalnym zakresie.

Badanie przeprowadzone w celu porównania efektów protokołu ćwiczeń prewencyjnych w zakresie osteoporozy i chodzenia w celu zapobiegania osteoporozie u młodszych kobiet przez Soomro i wsp. nie wykazało różnicy w wyniku T obu grup po 3 miesiącach interwencji, co oznaczało konieczność przeprowadzenia dalszych badań przez dłuższy czas w celu oceny skuteczności protokołu ćwiczeń.

Jogasany przyczyniły się również do poprawy ruchomości stawów, zakresu ruchu i elastyczności mięśni. Ma to pozytywny wpływ na pacjentów cierpiących na bóle pleców, zapalenie stawów oraz kwestie związane ze zwiększonym ryzykiem upadków, które mogą prowadzić do złamań osteoporotycznych. Pomaga to poprawić ogólną jakość życia jednostki.
Pranajama pomaga zrelaksować ciało i umysł, reguluje ciśnienie krwi i tętno oraz poprawia czynność płuc u osób cierpiących na astmę. Dotyczy to również stresu, lęku, depresji, chorób związanych ze stresem, itp.

Dodatkową obserwacją było to, że jogasany były bezpieczną metodą aktywności fizycznej i nie miały żadnych negatywnych skutków, jeśli były adresowane do kobiet w wieku pomenopauzalnym przez wyszkolonego praktykującego jogę; jak zauważono w badanej populacji. W związku z tym stwierdzono, że różne nośniki ciężaru, jak również asany nie obciążeniowe wraz z Pranajamą i suryanamaskarem są skuteczne w poprawie BMD, a zintegrowane ćwiczenia jogi powinny być ważnym elementem każdego schematu leczenia osteoporozy.

Opisano i oceniono różne interwencje ruchowe, mające na celu stymulację wzrostu kości i zachowanie masy kostnej. Interwencje to zazwyczaj interwencje, które obciążają lub mechanicznie obciążają kości (gdy kości podtrzymują ciężar ciała lub gdy ruch jest oporny, na przykład przy użyciu ciężarów) i obejmują aerobik, ćwiczenia z obciążeniem i oporem.

Ogólnie rzecz biorąc, uważa się, że nieużywanie (nieużywanie kończyn lub przedłużone okresy bezczynności) i rozładunek szkieletu sprzyja zmniejszeniu masy

***Corresponding author Aiswarya Dileep:** Katedra periodontologii, szkoła i szpital stomatologiczny Rajarajeswari, Bangalore, Indie; e-mail: dileepaiswarya438@gmail.com

kostnej (Zerwekh 1998), natomiast ładowanie sprzyja zwiększeniu masy kostnej. Efekty obciążenia mechanicznego zostały wykazane u sportowców podejmujących intensywne ćwiczenia fizyczne (Taaffe 1997) oraz u szczurów (Robling 2002). Mechaniczne obciążenie przez ćwiczenia fizyczne może być bezpiecznym i skutecznym sposobem zapobiegania lub opóźniania wystąpienia osteoporozy u kobiet po menopauzie. W poprzedniej wersji tego przeglądu (Bonaiuti 2002) stwierdzono, że ćwiczenia fizyczne mają korzystny wpływ na gęstość kości biodra i kręgosłupa, chociaż badania długoterminowe obejmujące dane dotyczące złamań są rzadkie. Ponadto ćwiczenia siłowe i równowagi przyczyniają się do zmniejszenia ryzyka złamań poprzez ich skuteczność w zmniejszaniu ryzyka upadków (Gillespie 2009).
Badsha H et al przeprowadzili 8-tygodniowe badanie pilotażowe w celu oceny interwencji zorganizowanego dwutygodniowego, specjalnie skonstruowanego programu jogi na reumatoidalne zapalenie stawów. Oceniały one wpływ tego programu na wskaźniki aktywności choroby, niepełnosprawności, jakości życia i wpływu na leczenie. Odnotowano istotne korzyści w ocenie aktywności choroby, zdolności do zmniejszania ilości przyjmowanych leków oraz zmęczenie.

W pierwszym badaniu, opublikowanym w czasopiśmie Menopauza, autorzy badali zmiany w częstotliwości i postrzeganych dolegliwościach objawów naczyniowo-ruchowych (uderzenia gorąca i nocne poty) według grup (joga, ćwiczenia lub zwykłe kontrole aktywności). Nie stwierdzono różnic w zakresie objawów naczyniowo-ruchowych, jednak kobiety z grupy jogi zgłaszały umiarkowaną poprawę jakości snu oraz zmniejszenie bezsenności i objawów depresyjnych.
drugie badanie, opublikowane niedawno w American Journal of Obstetrics and Gynecology, autorzy skupili się na samodzielnym raportowaniu jakości życia kobiet (QOL).
Uczestnicy badania zostali poproszeni o wypełnienie kwestionariuszy dotyczących jakości snu, stresu, bólu, radości z życia, aktywności, funkcji seksualnej, objawów depresyjnych i lękowych oraz interferencji gorącego błysku z codziennymi czynnościami na początku badania i po 12-tygodniowej interwencji.

W porównaniu do zwykłej grupy aktywności, ci w grupie jogi zgłaszali poprawę jakości życia (QOL) i lepszą funkcję seksualną oraz mniej gorących zakłóceń flash w porównaniu do kontroli po 12-tygodniowym programie. Zmiany te nie były obserwowane w przypadku ćwiczeń lub grup omega-3 w porównaniu do kontroli. Członkowie grupy ćwiczeniowej zgłaszali poprawę fizycznej jakości życia.
Należy zauważyć, że pierwsze badanie opublikowane w czasopiśmie Menopauza nie wykazało wpływu na objawy naczyniowo-ruchowe, natomiast drugie badanie wykazało umiarkowaną poprawę. Wstępne badania dotyczyły częstości błysków gorąca i potów nocnych (średnia liczba zdarzeń). W drugim badaniu zbadano subiektywne doświadczenia kobiet w zakresie wpływu błysków gorąca na ich działalność.

***Corresponding author Aiswarya Dileep:** Katedra periodontologii, szkoła i szpital stomatologiczny Rajarajeswari, Bangalore, Indie; e-mail: dileepaiswarya438@gmail.com

WNIOSKI: Ogólnie rzecz biorąc, uważa się, że nieużywanie (nieużywanie kończyn lub przedłużone okresy bezczynności) i rozładunek szkieletu sprzyja zmniejszeniu masy kostnej (Zerwekh 1998), natomiast ładowanie sprzyja zwiększeniu masy kostnej. Efekty obciążenia mechanicznego zostały wykazane u sportowców podejmujących intensywne ćwiczenia fizyczne (Taaffe 1997) oraz u szczurów (Robling 2002). Mechaniczne obciążenie przez ćwiczenia fizyczne może być bezpiecznym i skutecznym sposobem zapobiegania lub opóźniania wystąpienia osteoporozy u kobiet po menopauzie. W poprzedniej wersji tego przeglądu (Bonaiuti 2002) stwierdzono, że ćwiczenia fizyczne mają korzystny wpływ na gęstość kości biodra i kręgosłupa, chociaż badania długoterminowe obejmujące dane dotyczące złamań są rzadkie. Ponadto ćwiczenia siłowe i równowagi przyczyniają się do zmniejszenia ryzyka złamań poprzez ich skuteczność w zmniejszaniu ryzyka upadków (Gillespie 2009).

***Corresponding author Aiswarya Dileep:** Katedra periodontologii, szkoła i szpital stomatologiczny Rajarajeswari, Bangalore, Indie; e-mail: dileepaiswarya438@gmail.com

REFERENCJE

1. Looker AC, Orwoll ES, Johnston CC Jr, Lindsay RL, Wahner HW, Dunn WL, Calvo MS, Harris TB, Heyse SP. Występowanie niskiej gęstości kości udowej u starszych amerykańskich dorosłych z grupy NHANES III. J Bone Miner Res 1997: 12: 1761-1768.
2. Melton LJ, 3. pas ruchu AW, Cooper C, Eastell R, O'Fallon WM, Riggs BL. Występowanie i częstość występowania zniekształceń kręgosłupa. Osteoporos Int 1993: 3: 113-119.
3. Kannus P, Niemi S, Parkkari J, Palvanen M, Vuori I, Jarvinen M. Hip fractures in Finland between 1970 and 1997 and predictions for the future. Lancet 1999: 353: 802-805.
4. Kribbs PJ, Chesnut CH, 3rd, Ott SM, Kilcoyne RF. Relacje między kością żuchwową a kością szkieletową w populacji normalnych kobiet. J Prosthet Dent 1990: 63: 86
5. von Wowern N, Klausen B, Kollerup G. Osteoporoza: czynnik ryzyka w chorobie przyzębia. J Periodontol 1994: 65: 1134-1138.
6. Jacobs R, Ghyselen J, Koninckx P, van Steenberghe D. Długoterminowa ocena masy kostnej żuchwy i kręgosłupa lędźwiowego w grupie kobiet otrzymujących hormonalną terapię zastępczą. Eur J Oral Sci 1996: 104: 10
7. Streckfus CF, Johnson RB, Nick T, Tsao A, Tucci M. Porównanie utraty kości wyrostka zębodołowego, gęstości kości wyrostka zębodołowego i drugiej gęstości kości nadgarstka, stężenia interleukiny-6 w zdrowych kobietach w terapii estrogenowej przed menopauzą i po menopauzie. J Gerontol A Biol Sci Med Sci 1997: 52: 343-351.
8. Southard KA, Southard TE, Schlechte JA, Meis PA. Związek między gęstością procesów wyrostka zębodołowego a gęstością kości poczaszkowej. J Dent Res 2000: 79: 964-969.
9. Shrout MK, Hildebolt CF, Potter BJ, Brunsden TK, Pilgram TK, Dotson M, Yokoyama-Crothers N, Hauser J, Cohen S, Kardaris E, Civitelli R, Hanes P. Porównanie pomiarów morfologicznych uzyskanych z cyfrowych zdjęć stomatologicznych z pomiarami gęstości mineralnej kości lędźwiowej i udowej u kobiet po menopauzie. J Periodontol 2000: 71: 335-340.
10. Jeffcoat MK, Lewis CE, Reddy MS, Wang CY, Redford M. Post-menopausal bone loss and its relationship to oral bone loss. Periodontol 2000 2000: 23: 94
11. Jonasson G, Bankvall G, Kiliaridis S. Oszacowanie gęstości mineralnej kości szkieletowej za pomocą wzoru trabelekularnego kości wyrostka

***Corresponding author Aiswarya Dileep:** Katedra periodontologii, szkoła i szpital stomatologiczny Rajarajeswari, Bangalore, Indie; e-mail: dileepaiswarya438@gmail.com

zębodołowego, jej grubości międzyzębowej i masy kostnej żuchwy. Oral Surg Oral Med Oral Pathol Oral Radiol Oral Endod 2001: 92: 346-352.

12. Elders PJ, Habets LL, Netelenbos JC, van der Linden LW, van der Stelt PF. Związek między paradontozą a masą kostną układową u kobiet w wieku od 46 do 55 lat. J Clin Periodontol 1992: 19: 492-496.

13. 3. Hildebolt CF, Pilgram TK, Dotson M, Yokoyama-Crothers N, Muckerman J, Hauser J, Cohen S, Kardaris E, Vannier MW, Hanes P, Shrout MK, Civitelli R. Utrata przywiązania w wieku pomenopauzalnym i palenie tytoniu. J Periodontal Res 1997: 32: 619-625.

14. Lundstrom A, Jendle J, Stenstrom B, Toss G, Ravald N. Warunki przyzębia u 70-letnich kobiet z osteoporozą. Swed Dent J 2001: 25: 89 -96.

15. von Wowern N, Klausen B, Kollerup G. Osteoporoza: czynnik ryzyka w chorobie przyzębia. J Periodontol 1994: 65: 1134-1138.
16. Tezal M, Wactawski-Wende J, Grossi SG, Ho AW, Dunford R, Genco RJ. Związek między gęstością mineralną kości a zapaleniem przyzębia u kobiet po menopauzie. J Periodontol 2000: 71: 1492-1498.13.
17. Sparrowe L. Dobre do kości. Joga J 2001. str. 112.
18. Phoosuwan M, Kritpet T, Yuktanandana P. Wpływ treningu jogi niosącej ciężar na markery resorpcji kości kobiet po menopauzie. J Med Assoc Thai 2009;92 Suppl5:S102-8.
19. Woodyard C. Odkrywanie terapeutycznych efektów jogi i jej zdolności do podnoszenia jakości życia. W Jogę 2011; 4:49-54.
20. Sander E. Menopauza w jogę. Joga J 1996; 126:68.
21. Tüzün S, Aktas I, Akarirmak U, Sipahi S, Tüzün F. Yoga może być alternatywnym treningiem dla jakości życia i równowagi w osteoporozie pomenopauzalnej. Eur J Phys Rehabil Med 2010;46:69-72.
22. Ramaswamy B, Shapiro CL. Osteopenia i osteoporoza u kobiet z rakiem piersi. Semin Oncol 2003;30:763-75
23. Martin D, Notelovitz M. Wpływ treningu aerobowego na gęstość mineralną kości kobiet po menopauzie. J Bone Miner Res 1993;8:931-6
24. Kronhed AC, Möller M. Effects of physical exercise on bone mass, balance skill and aerobic capacity in women and men with low bone mineral density, after one year of training - A prospective study. Scand J Med Sci Sports 1998;8(5 Pt 1):290-8

***Corresponding author Aiswarya Dileep:** Katedra periodontologii, szkoła i szpital stomatologiczny Rajarajeswari, Bangalore, Indie; e-mail: dileepaiswarya438@gmail.com

25. Huang C, Ogawa R. Mechanotransduction w naprawie i regeneracji kości. FASEB J 2010;24:3625-32.
26. Fishman LM. Joga na osteoporozę to badanie pilotażowe. Top Geriatr Rehabil 2009; 25:244-50.
27. Angin E, Erden Z. Wpływ ćwiczeń grupowych na osteoporozę pomenopauzalną i osteopenię. Acta Orthop Traumatol Turc 2009;43:343-50.
28. Soomro RR, Ahmed SI, Khan M, Ali SS. Porównanie efektów protokołu zapobiegania osteoporozie (OPEP) i chodzenia w zapobieganiu osteoporozie u młodszych kobiet. Pak J Med Sci 2015; 31:336-40.

***Corresponding author Aiswarya Dileep:** Katedra periodontologii, szkoła i szpital stomatologiczny Rajarajeswari, Bangalore, Indie; e-mail: dileepaiswarya438@gmail.com

ROZDZIAŁ 6

MEDYCYNA ZINTEGROWANA [INŻYNIERIA WEWNĘTRZNA], CIĄŻA I PERIODONTOLOGIA

Aiswarya Dileep*1, Krishna Kripal1,Anuroopa P1

1Oddział *Periodontologii, Kolegium Stomatologiczne i Szpital Rajarajeswari, Bangalore, Indie*

Streszczenie: Niemowlęta o niskiej masie urodzeniowej (LBW) (tzn. ważące <2500 g w chwili urodzenia) są 40 razy bardziej narażone na śmierć w okresie noworodkowym niż niemowlęta o normalnej masie urodzeniowej (NBW).449 Niemowlęta o niskiej masie urodzeniowej, które przeżywają okres noworodkowy, są bardziej narażone na wrodzone anomalie, zaburzenia oddychania i zaburzenia rozwoju neurologicznego.

Słowa kluczowe: Ciąża, praca na czas określony, inżynieria wewnętrzna

INTRODUKCJA:

Koszty społeczne i finansowe niemowląt LBW są ogromne, a nacisk na profilaktykę LBW jest preferowany w stosunku do kosztownej intensywnej opieki medycznej, często niezbędnej do przetrwania niemowląt LBW. Główną przyczyną dostaw LBW jest przedwczesna praca lub przedwczesne pęknięcie membran (PROM). Czynniki takie jak palenie tytoniu, alkohol lub używanie narkotyków w czasie ciąży; nieodpowiednia opieka prenatalna; rasa; niski status społeczno-ekonomiczny; nadciśnienie tętnicze; wysoki lub niski wiek macierzyński; cukrzyca; oraz infekcje układu moczowo-płciowego zwiększają ryzyko przedwczesnego porodu LBW. Jednakże, te czynniki ryzyka nie są obecne w około jednej czwartej przypadków przedwczesnego wystąpienia LBW, co skutkuje ciągłym poszukiwaniem innych przyczyn.36,100 Badania zbadały związek pomiędzy zakażeniem matki i przedwczesnym porodem, PROM i porodem LBW. Prawdziwy zakres tej zależności jest trudny do określenia, ponieważ większość zakażeń u matek może mieć charakter podkliniczny. Zakażenia układu moczowo-płciowego są związane z niekorzystnymi skutkami ciąży. Kobiety z bakteriurią zwiększyły częstość przedwczesnego porodu, a antybiotykoterapia bakteriurii doprowadziła do znacznego zmniejszenia częstości przedwczesnego porodu w porównaniu z leczeniem placebo.47,100 Kolonizacja pochwowa streptokokami lub gatunkami Bacteroidów zwiększa ryzyko wystąpienia PROM, przedwczesnego porodu i niemowląt z LBW.

***Corresponding author Aiswarya Dileep:** Katedra periodontologii, szkoła i szpital stomatologiczny Rajarajeswari, Bangalore, Indie; e-mail: dileepaiswarya438@gmail.com

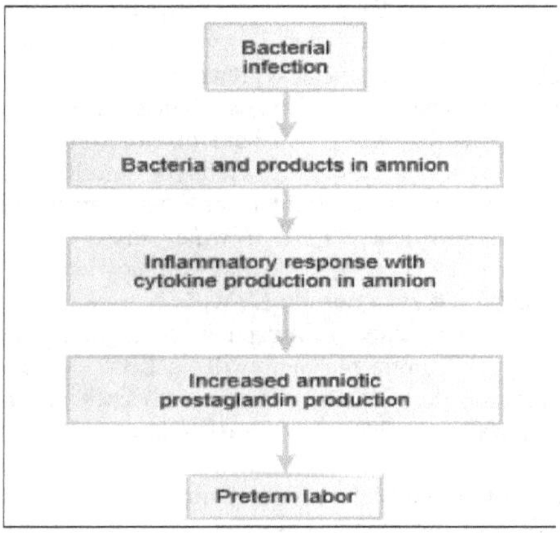

Rys. 6.1 : Mechanizm, w którym zakażenie wywołuje przedwczesną pracę.

Rola paradontozy

Zapalenie przyzębia jest zdalną infekcją gram-ujemną, która może odgrywać rolę u niemowląt z LBW. Jak omówiono wcześniej, organizmy periodontopatyczne i ich produkty mogą mieć szeroki zakres skutków, które są najprawdopodobniej pośredniczone poprzez stymulację produkcji cytokin gospodarza w tkankach docelowych. Badania na zwierzętach sugerują, że odległe zbiorniki organizmów gram-ujemnych i ich produktów mogą mieć negatywny wpływ na wynik ciąży. P. gingivalis wszczepiony w komorach podskórnych w czasie ciąży spowodował znaczny wzrost poziomu TNF-α i PGE2[1]. To zlokalizowane podskórne zakażenie spowodowało znaczny wzrost śmiertelności płodu i spadek masy urodzeniowej płodu dla tych, które pozostały żywotne w porównaniu ze zwierzętami kontrolnymi, które nie zostały zaszczepione. Stwierdzono istotną korelację między poziomami TNF-α i PGE2 oraz między tymi poziomami a śmiercią płodu i opóźnieniem wzrostu. Dane te sugerują, że zdalne nierozprzestrzenianie się zakażenia P. gingivalis może prowadzić do nieprawidłowych wyników ciąży w tym modelu. Obniżenie masy urodzeniowej płodu i zwiększenie śmiertelności płodu zaobserwowano również po iniekcjach dożylnych z użyciem LPS pochodzących od P. gingivalis[2]. Efekt ten znacznie się zwiększył, gdy P. gingivalis LPSs podawano przed kojarzeniem i w trakcie ciąży, wskazując tym samym, że powtarzające się uodpornienie na P. gingivalis LPSs nie zapewnia ochrony w czasie ciąży, ale raczej potęguje negatywne skutki ekspozycji na LPS w czasie ciąży. P. gingivalis w modelach zwierzęcych spowodowało zmniejszenie masy urodzeniowej płodu i zwiększenie stężenia płynu owodniowego

***Corresponding author Aiswarya Dileep:** Katedra periodontologii, szkoła i szpital stomatologiczny Rajarajeswari, Bangalore, Indie; e-mail: dileepaiswarya438@gmail.com

TNF-α i PGE2[3]. To dostarcza bezpośrednich dowodów, że zakażenie przyzębia może mieć wpływ na środowisko płodowe i wyniki ciąży. Badania na zwierzętach doprowadziły do zbadania potencjalnego wpływu zapalenia przyzębia na wynik ciąży u ludzi. Związek ten został zbadany w licznych badaniach przeprowadzonych w wielu krajach na całym świecie. We wstępnym badaniu kontrolnym 124 kobiet w Stanach Zjednoczonych (93 przypadki z co najmniej jednym porodem LBW i 31 kontroli z co najmniej jednym porodem NBW), Offenbacher i współpracownicy101 stwierdzili, że kobiety, które miały niemowlęta z LBW również miały znacznie większe straty w przywiązaniu klinicznym niż kobiety, które miały niemowlęta z NBW. Po dostosowaniu się do znanych czynników ryzyka porodu LBW, kobiety z zapaleniem przyzębia, które spowodowało ponad 3 mm utraty przyczepu w co najmniej 60% miejsc miały 7,5-krotnie zwiększone ryzyko urodzenia niemowlęcia LBW. W rzeczywistości zapalenie przyzębia przyczyniło się do większej liczby przedwczesnych przypadków LBW niż palenie tytoniu lub spożywanie alkoholu w czasie ciąży.

W dużym badaniu prospektywnym obejmującym ponad 1300 kobiet w ciąży, u osób z uogólnionym zapaleniem przyzębia stwierdzono pięciokrotnie zwiększone ryzyko przedwczesnego porodu przed 35. tygodniem ciąży oraz siedmiokrotnie zwiększone ryzyko porodu przed 32. tygodniem ciąży w porównaniu z kobietami bez zapalenia przyzębia[4]. Badania te i inne wskazują na silny związek między infekcją przyzębia a niekorzystnymi skutkami ciąży. Jednak nie wszystkie badania wykazują taki związek. Na przykład duże studium przypadku, w którym wzięło udział ponad 900 brazylijskich kobiet, nie wykazało istotnych różnic w statusie przyzębia wśród kobiet z normalnymi porodami w porównaniu z tymi, które urodziły przedwcześnie lub wcześniaki[5]. Doskonałe przeglądy systematyczne zbadały szeroki zakres badań oceniających związek między paradontozą a wynikami ciąży. Metaanaliza 17 badań, w których wzięło udział ponad 7000 osób, potwierdziła istotny związek między paradontozą a wcześniakami lub niemowlętami z LBW[6]. Łączne oszacowanie ryzyka urodzenia wcześniaków lub niemowląt z LBW u matek z chorobą przyzębia wyniosło 2,83 w porównaniu z matkami bez choroby przyzębia.

W systematycznym przeglądzie i metaanalizie 11 badań prospektywnych z udziałem ponad 12 000 kobiet, 9 badań wykazało statystycznie istotny wzrost ryzyka niekorzystnych wyników ciąży u kobiet z paradontozą u matki. 456 Zapalenie przyzębia wiązało się z istotnie zwiększonym ryzykiem przedwczesnego porodu (wskaźnik ryzyka 1,70) i LBW (wskaźnik ryzyka 2,11). Jednym z potencjalnych mechanizmów, za pomocą którego choroba przyzębia może wpływać na wynik ciąży, jest systemowe rozpowszechnianie patogenów przyzębia.

W badaniu przekrojowym kobiety, które urodziły niemowlęta z LBW miały istotnie wyższe poziomy actinomycetemcomitans, Tannerella forsythia, P. gingivalis i Treponema denticola w płytce poddziąsłowej niż kobiety kontrolne, które miały niemowlęta z NBW. Badania stężenia przeciwciał immunoglobulin M (IgM) u płodu

***Corresponding author Aiswarya Dileep:** Katedra periodontologii, szkoła i szpital stomatologiczny Rajarajeswari, Bangalore, Indie; e-mail: dileepaiswarya438@gmail.com

wykazały wyjątkowo wysoką seropozytywność przeciwciał płodowych na bakterie jamy ustnej. 457 Oznacza to, że odpowiedź immunologiczna płodu jest aktywowana w macicy przez antygeny bakteryjne pochodzące z jamy ustnej. W rzeczywistości wykazano, że wcześniaki wykazują potrójny wzrost częstości występowania seropozytywności IgM na wiele klasycznych periodontopatogenów w porównaniu z dziećmi pełnookresowymi. W szczególności 20% wcześniaków miało dodatnią odpowiedź IgM na Campylobacter rectus w porównaniu z 6,3% niemowląt terminowych. Częstość występowania płodowej seropozytywności IgM na inne paradontopatogeny, takie jak P. intermedia, P. micros i F. nucleatum była czterokrotnie do ośmiokrotnie wyższa u wcześniaków w porównaniu z noworodkami o prawidłowym terminie. Sugeruje to, że układ odpornościowy wcześniaków jest często podważany przez organizmy z jamy ustnej matki.
Kobiety, które urodziły niemowlęta z LBW miały również wyższe poziomy płynu dziąsłowego szczelinowego (GCF), PGE2 i IL-1.100 U kobiet pierwotnych (doświadczających pierwszego porodu) poziom GCF PGE2 był odwrotnie związany z masą urodzeniową niemowląt. Kobiety z wyższym poziomem PGE2 w GCF miały mniejsze i bardziej przedwczesne niemowlęta. Wykazano, że poziomy GCF IL-1 i PGE2 są wysoce skorelowane z poziomami IL-1 i PGE2. W rzeczywistości pomiar poziomu GCF tych mediatorów zapalnych zasugerowano jako środek mniej inwazyjny niż amniopunkcja dla badań przesiewowych matek oczekujących na podwyższony poziom amniotyczny IL-1 i PGE2[7]. Tak więc kobiety, które miały niemowlęta z LBW często miały wyższą częstość występowania i nasilenie zapalenia przyzębia, większe zapalenie dziąseł, wyższe poziomy domniemanych patogenów przyzębia oraz podwyższoną subgingivalową odpowiedź zapalną w porównaniu z kobietami, które miały niemowlęta z NBW; ponadto zwiększone wyzwanie bakteryjne może mieć szersze skutki systemowe, co skutkuje podwyższonym wyzwaniem dla układu odpornościowego płodu.

Choroba przyzębia może zwiększyć ryzyko wystąpienia stanu przedrzucawkowego. To zaburzenie nadciśnienia tętniczego dotyczy około 5% do 10% ciąż i jest główną przyczyną zachorowalności i śmiertelności okołoporodowej i macierzyńskiej. Stan przedrzucawkowy ma wiele potencjalnych etiologii, z których kilka obejmuje zmiany naczyniowe w łożysku, które są podobne do tych widzianych z miażdżycą. Obecność zapalenia przyzębia w czasie ciąży lub pogorszenie choroby przyzębia w czasie ciąży wiąże się z podwójnym do 2,5-krotnie zwiększonym ryzykiem wystąpienia stanu przedrzucawkowego[8]. W jednym z badań kobiety z ciężką stanem przedrzucawkowym wykazywały 3,8-krotnie większe prawdopodobieństwo wystąpienia rozległej choroby przyzębia niż kobiety z łagodną stanem przedrzucawkowym, natomiast kobiety z łagodną stanem przedrzucawkowym wykazywały 2,4-krotnie większe prawdopodobieństwo wystąpienia rozległej choroby przyzębia niż kobiety z normotensją[9]. W jednym z przeglądów systematycznych stwierdzono istotny związek między chorobą przyzębia a ryzykiem wystąpienia stanu przedrzucawkowego w 8 z 12 zbadanych badań. 460 Kolejny duży przegląd systematyczny wykazał, że choroba

***Corresponding author Aiswarya Dileep:** Katedra periodontologii, szkoła i szpital stomatologiczny Rajarajeswari, Bangalore, Indie; e-mail: dileepaiswarya438@gmail.com

przyzębia wiąże się ze znaczącym 76% ogólnym wzrostem ryzyka wystąpienia stanu przedrzucawkowego. Liczne próby interwencyjne badały efekty leczenia chorób przyzębia w czasie ciąży, a nie czekanie, aż po porodzie, aby zapewnić potrzebną opiekę. W badaniu 351 kobiet w ciąży z paradontozą, u których przed 28. tygodniem ciąży wykonano skalowanie i planowanie korzeni, a następnie profilaktykę co 2 tygodnie aż do porodu, wskaźnik LBW wynosił 1,8%.

Natomiast u kobiet, które nie otrzymywały terapii periodontologicznej w czasie ciąży, lecz były leczone po porodzie, wskaźnik LBW wynosił 10,1%. Podobnie Jeffcoat i jego współpracownicy[10] stwierdzili spadek liczby przedwczesnych porodów wśród kobiet, które w czasie ciąży korzystały z mechanicznej terapii periodontologicznej. Z drugiej strony, inne badania wykazały, że zapewnienie leczenia przyzębia w czasie ciąży poprawia stan zdrowia przyzębia, ale ma minimalny wpływ na wynik ciąży[11]. Systematyczne przeglądy z metaanalizami dały sprzeczne wyniki dotyczące wpływu terapii periodontologicznej na wynik ciąży. Podkreślono również trudność związaną z analizą takich badań, wynikającą ze zmienności badań w odniesieniu do stosowanych definicji chorób przyzębia i rodzajów leczenia periodontologicznego zapewnianego pacjentom. Ponadto, istnieją duże różnice w ogólnym wskaźniku niekorzystnych wyników ciąży w różnych badanych populacjach.

Na przykład, jeden systematyczny przegląd 13 randomizowanych, kontrolowanych prób, które obejmowały więcej niż 6800 żywych urodzeń i że zbadano wpływ leczenia periodontologicznego matki lub nie leczenia periodontologicznego na wagę urodzeniową i przedwczesny porodowy wykazały, że leczenie periodontologiczne było związane ze zmniejszonym wskaźnikiem niekorzystnego wyniku ciąży w 8 z 13 badań. 463 Jednakże metaanaliza całego zestawu danych nie wykazała istotnego wpływu terapii periodontologicznej na przedwczesny poród.
albo LBW.
Inny doskonały systematyczny przegląd 11 randomizowanych, kontrolowanych badań odróżniających populacje objęte badaniem od populacji o ogólnie niskim wskaźniku niekorzystnych wyników ciąży i populacji o wysokim wskaźniku niekorzystnych wyników. 464 Ogólnie rzecz biorąc, terapia periodontologiczna w czasie ciąży nie wiązała się z obniżeniem wskaźnika przedwczesnych urodzeń. Jednakże, gdy badania z wysoką częstością występowania przedwczesnego porodu (tj. 22% do 62%) porównywano z badaniami z niższą częstością występowania (tj. 4% do 10%), terapia periodontologiczna wiązała się ze znacznym zmniejszeniem częstości przedwczesnego porodu i LBW w grupie wysokiego ryzyka, ale nie w grupie niskiego ryzyka. Sugeruje to, że leczenie periodontologiczne podczas ciąży może być najbardziej odpowiednie dla kobiet z większym ryzykiem wystąpienia niekorzystnych skutków ciąży.

***Corresponding author Aiswarya Dileep:** Katedra periodontologii, szkoła i szpital stomatologiczny Rajarajeswari, Bangalore, Indie; e-mail: dileepaiswarya438@gmail.com

Wpływ inżynierii wewnętrznej na ciążę

Dhikav i wsp. przeprowadzili badanie dla pacjentów z przedwczesnym wytryskiem (PE) i porównali jego skuteczność z fluoksetyną, znaną metodą leczenia PE. Stwierdzono, że wszyscy pacjenci należący do jogi oraz 25 z 30 pacjentów z grupy fluoksetynowej (82,3%) odnotowali statystycznie istotną poprawę stanu fizycznego. Stwierdzili oni, że joga wydaje się być wykonalną, bezpieczną, skuteczną i akceptowalną opcją niefarmakologiczną dla PE.

Janke et al[18] przeprowadzili badanie mające na celu zbadanie wpływu relaksacji na przedwczesny wynik pracy. Próbę ogólną stanowiło 107 kobiet z pojedynczymi ciążami, udokumentowanymi skurczami ze zmianą szyjki macicy i nienaruszonymi błonami. Grupa eksperymentalna została poinstruowana w postępującym ćwiczeniu relaksacyjnym. Uczestnicy otrzymali kasety z ćwiczenia i instruktaż do jego wykonywania codziennie. Wyniki badań obejmowały wiek ciążowy przy urodzeniu, wskaźnik wydłużenia ciąży i wagę urodzeniową.... Stwierdzono pozytywną reakcję na interwencję relaksacyjną: Grupa doświadczalna miała znacznie dłuższe ciąże i większe noworodki w porównaniu z grupami kontrolnymi i nieadherentnymi. Terapia relaksacyjna miała wpływ na przedwczesny wynik pracy. Kobiety, które praktykowały relaks miały większe noworodki, dłuższe ciąże i wyższe wskaźniki wydłużenia ciąży.

W randomizowanym badaniu kontrolnym przeprowadzonym z sześćdziesięcioma pierwotnymi kobietami, losowo przypisanymi do programu jogi przedporodowej składał się z nadzorowanej klasy jogi, trzy razy w tygodniu naukowcy po uwzględnieniu czynników ryzyka stwierdzonych na etapie porodu.466
Grupa jogi doświadczyła mniej intensywnego bólu, a w 2 godziny po pierwszej i po pierwszej i po drugiej sesji.

drugi pomiar w porównaniu z kontrolą

- W grupie interwencyjnej ds. jogi stwierdzono więcej naturalnych dostaw niż w grupie interwencyjnej ds. jogi.

do większego procentu cesarskiego przekroju w kontroli.

- Grupa jogi wykazała również zmniejszoną częstotliwość indukcji pracy.

- I krótszy czas trwania drugiego i trzeciego etapu pracy.

Dr. Jahdi. F, powiedział prowadzący autor, -Joga w czasie ciąży może przyczynić się do zmniejszenia bólu porodu i poprawy adekwatności porodu.

***Corresponding author Aiswarya Dileep:** Katedra periodontologii, szkoła i szpital stomatologiczny Rajarajeswari, Bangalore, Indie; e-mail: dileepaiswarya438@gmail.com

Inne badania w celu wsparcia powyższej analizy, przeprowadzone przez księcia Songkla 1niversity, w zbadane skutki programu jogi zaangażowane sześć, 1 hr sesji w przepisanych tygodni ciąży, na komfort matki, ból porodowy i wyniki porodu. również zasugerował, że

1. Grupa jogi wyraziła wyższy poziom komfortu macierzyńskiego podczas porodu i 2h pracy po porodzie.
2. Mniej bólu porodowego
3. Chociaż obie grupy doświadczyły tego samego bólu i komfortu macierzyńskiego. na początku, grupa jogi wykazała zmniejszony ból i dyskomfort jako poród. postępowany
4. Wreszcie, kobiety w klasie jogi miały krótszy czas trwania pierwszego etapu porodu.
i całkowity czas pracy.

WNIOSEK : Joga podczas ciąży może przyczynić się do zmniejszenia bólu porodu i poprawy adekwatności porodu.
Inne badania wspierające powyższą analizę, przeprowadzone przez księcia Songkla 1niversity, w zbadane skutki programu jogi zaangażowane sześć, 1 hr sesji w przepisanych tygodni ciąży, na komfort matki, ból porodowy i wyniki porodu.

REFERNCES

1. Zope SA, Zope RA. Sudarshan Kriya Yoga: Oddychanie dla zdrowia. W Jogę 2013;6:4-10
2. McCormick MC: Wpływ niskiej masy urodzeniowej na śmiertelność niemowląt i zachorowalność dzieciństwa. N Engl J Med 312:82-90, 1985.
3. Collins JG, Windley HW, III, Arnold RR, et al: Wpływ zakażenia Porphyromonas gingivalis na odpowiedź mediatora zapalnego i wynik ciąży u chomików. Infect Immun 62:4356-4361, 1994.
4. ollins JG, Smith MA, Arnold RR, et al: Wpływ Escherichia coli i Porphyromonas gingivalis lipopolisaccharide na wynik ciąży w złotym chomiku. Infect Immun 62:4652-4655, 1994.
5. Offenbacher S, Jarad HL, O'Reilly PG, et al: Potencjalne patogenne mechanizmy powikłań ciąży związanych z paradontozą. Ann Periodontol 3:233-250, 1998.
6. Jeffcoat MK, Guers NC, Reddy MS, et al: Infekcja przyzębia i przedwczesny poród: wyniki badań perspektywicznych. J Am Dent Assoc 132:875-880, 2001.

***Corresponding author Aiswarya Dileep:** Katedra periodontologii, szkoła i szpital stomatologiczny Rajarajeswari, Bangalore, Indie; e-mail: dileepaiswarya438@gmail.com

7. Bassani DG, Olinto MT, Kreiger N: Wyniki dotyczące chorób przyzębia i okołoporodowych: badanie przypadku. J Clin Periodontol 34:31-39, 2007.
8. Vergnes J-N, Sixou M: Przedwczesna niska masa urodzeniowa i stan przyzębia matki: metaanaliza. Am J Obstet Gynecol 196:135.el- 135.e7, 2007.
9. Chambrone L, Guglielmetti MR, Pannuti CM, et al: Dowody wskazujące na związek między paradontozą a przedwczesnym porodem i/lub niską masą urodzeniową: I. Systematyczny przegląd przyszłych badań kohortowych. J Clin Periodontol 38:795-808, 2011.
10. Madianos PN, Murtha AP, Boggess KA, et al: Zapalenie przyzębia u matki i wcześniactwo. Część II: Zakażenie matki i narażenie płodu. Ann Periodontol 6:175-182, 2001.
11. Boggess KA, Lieff S, Murtha AP, et al: Choroba przyzębia u matki wiąże się ze zwiększonym ryzykiem wystąpienia stanów przedrzucawkowych. Obstet Gynecol 101:227-231, 2003.
12. Canakci V, Canakci CF, Yildrim A, et al: Choroba przyzębia zwiększa ryzyko ciężkiej stanów przedrzucawkowych u kobiet w ciąży. J Clin Periodontol 34:639-645, 2007.
13. Kunnen A, van Doormaal JJ, Abbas F, et al: Choroba przyzębia i stan przedrzucawkowy: przegląd systematyczny. J Clin Periodontol 37:1075-1087, 2010.
14. Lopez NJ, Smith PC, Gutierrez J: Terapia periodontologiczna może zmniejszyć ryzyko przedwczesnej niskiej masy urodzeniowej u kobiet z chorobą przyzębia: randomizowane, kontrolowane badanie. J Periodontol 73:911-924, 2002.
15. Michalowicz BS, Hodges JS, DiAngelis AJ, et al: Leczenie chorób przyzębia i ryzyko przedwczesnego porodu. New Engl J Med 355:1885-1894, 2006.
16. Chambrone L, Pannuti CM, Guglielmetti MR, et al: Evidence grade associating periodontitis with preterm birth and/or low birth weight: II: a systematic review of randomized trials evaluating the effects of periodontal treatment. J Clin Periodontol 38:902-914, 2011.
17. Kim AJ, Lo AJ, Pullin DA, et al: Skaling i planowanie leczenia paradontozy w celu zmniejszenia przedwczesnego porodu i niskiej masy urodzeniowej: przegląd systematyczny i metaanaliza randomizowanych badań kontrolowanych. J Periodontol 83:1508-1519, 2012.
18. Janke J. Wpływ terapii relaksacyjnej na przedwczesne wyniki pracy. Journal of Obstetric, Gynecologic, & Neonatal Nursing. 1999 Maja;28(3):255-63.

***Corresponding author Aiswarya Dileep:** Katedra periodontologii, szkoła i szpital stomatologiczny Rajarajeswari, Bangalore, Indie; e-mail: dileepaiswarya438@gmail.com

ROZDZIAŁ 7

MEDYCYNA ZINTEGROWANA [HERB-ACACIA CATECHU WILLD (KHADIRA)] I PERIODONTOLOGIA

Aiswarya Dileep*1, Krishna Kripal1 ,Nikitha Mohan V.J2

1Oddział Periodontologii, Kolegium Stomatologiczne i Szpital Rajarajeswari, Bangalore, Indie

Oddział Stomatologii Zdrowia Publicznego 2D, Rajarajeswari Dental College and Hospital, Bangalore, Indie.

Streszczenie: Acacia catechu Willd znany jest również jako czarna catechu. Głównymi składnikami chemicznymi akacji katechu są katechina, epikatechina, epikatecholan. Kwas prokatechinowy, garbniki, alkaloidy kwercetyna i kaempferol, glukozydy steroli porifera. (+) -Guma liściasta jest również obecna w niewielkich ilościach. Ekstrakt etanolowy z drzewa Heartwood of Acacia catechu willd badano pod kątem aktywności przeciwgrzybiczej (przeciwgrzybiczej) wobec Candida albicans, Aspergillus fumigates, Mucorssp i Peniciliummarneffei.

Słowa kluczowe: Acacia Catechu, Khadira, Periodontologia.

INTRODUKCJA: Acacia catechu należy do rodziny Febaceae, która jest również nazywana rodziną grochu lub roślin strączkowych ze względu na obecność jednokomorowych roślin strączkowych we wszystkich gatunkach tej rodziny. Acacia catechu Willdis to mała do średniej wielkości roślina szeroko rozpowszechniona w Azji. Acacia catechu Willd jest również znany jako czarna catechu. Słowo akacja pochodzi od greckiego słowa "Throns" oznaczającego "punkt lub sztangę". Nazwa gatunku wywodzi się od słowa "cutch", które jest ekstraktem garbarskim otrzymanym z twardzieli akacji katechu. 1] Sanskryckie słowo "Khadira" dosłownie oznacza to, że łagodzi choroby i stabilizuje organizm. Khadira ma różne synonimy w starożytnych pism Ayurveda, jak balapatratini leaved: vakrakanta ma haczykowane kręgosłupy, dantadhavana przydatne do czyszczenia zębów, kanthi korzystne dla gardła, kusthaghna anty dermatosis, itp. Wielki szałwia Charaka zaklasyfikował ją jako udarkaprasamana anty pokrzywkowy i kusthaghna anty dermatosis. Acharya Vagbhata wysoko oceniła go jako lek z wyboru w leczeniu wielu chorób skóry. Susruta opisał roślinę jako skuteczną jako zioło przeciw otyłości. [2]

ZASTOSOWANIE AKACJI KATECHU W LECZENIU CHORÓB JAMY USTNEJ

***Corresponding author Aiswarya Dileep:** Katedra periodontologii, szkoła i szpital stomatologiczny Rajarajeswari, Bangalore, Indie; e-mail: dileepaiswarya438@gmail.com

1. Zapobieganie próchnicy zębów

Mieszanka proszków Bakul (Mimusopselengi), Khadir (Acacia catechu), Clove, Betel orzech, cardamom, Mayaphal (Quercusinfectoria), Cumin seed, Vidang (Embeliaribes), Manjishtha (Rubiacordifola), Black pepper, Kulinjan (Alpinigalanga), Kamfora może być używana w formie a)-Dekokcji do płukania ust, b) proszku do szczotkowania zębów, lub c) tabletki wykonane z tej mieszanki mogą być trzymane w ustach, aby zapobiec lub opóźnić próchnicę zębów, a także odświeżyć usta.

Badania przeprowadzone w etanolowym i wodnym wyciągu z drewna twardzieli akacji katechu dowiodły jego skuteczności jako silnego środka przeciwbakteryjnego. Taksifolina obecna w twardzieli Acacia catechu jest odpowiedzialna za jej działanie antybakteryjne. [3]

Inne badanie przeprowadzono w celu oceny siły ekstraktu z drzewa akacji katechu catechu heartwood na próchnicy powodującej mikroorganizmy i organizmy związane z infekcjami endodontycznymi, takimi jak Streptocococcus mutans, streptococcus salivarius, Lactobacillus acidophilus i enterococcus faecalis metodą dyfuzji dyskowej. Próchnica zębowa jest chorobą mikrobiologiczną, która prowadzi do zniszczenia zmineralizowanych tkanek w zębach. Streptococcus mutans i lactobacillus acidophilus są silnym inicjatorem próchnicy na całym świecie, stąd też badania wykazały, że wyciąg z drzewa akacjowego jest wysoce aktywny na patogeny jamy ustnej i może być stosowany w praktyce stomatologicznej w dziedzinie periodontologii w leczeniu próchnicy, zapalenia dziąseł, odleżyn jamy ustnej i endodoncji w leczeniu enterokoków fecalis, które znajdują się w zainfekowanym kanale korzeniowym, co może spowodować niepowodzenie w leczeniu kanałowym. [4]

ZASTOSOWANIA W CHOROBACH PRZYZĘBIA

Pawar et al wyjaśnił ziołowy proszek do zębów dentystycznych, który usuwał płytkę nazębną, plamy oraz oczyszczał i polerował powierzchnie zębów bez działania ściernego. W skład kompozycji wchodził proszek katechu akacji, mentolu i kamfory w proporcji odpowiednio 91%, 2,7% i 6,3%. Proszek Acacia catechu był używany do usuwania kamienia nazębnego, płytki nazębnej i plam oraz do czyszczenia i polerowania powierzchni zębów bez działania ścierającego. Proszek mentolu i kamfory był używany jako środek aromatyzujący. Badanie kliniczne nad tym ziołowym proszkiem do zębów wykazało 87-95%, 70-72% i 80-95% redukcję odpowiednio płytki nazębnej, zapalenia dziąseł i kamienia nazębnego w ciągu zaledwie 15 dni. [5]

***Corresponding author Aiswarya Dileep:** Katedra periodontologii, szkoła i szpital stomatologiczny Rajarajeswari, Bangalore, Indie; e-mail: dileepaiswarya438@gmail.com

WNIOSEK

Acacia catechu Willdis to mała do średniej wielkości roślina szeroko rozpowszechniona w Azji. W Azji zmiażdżona kora Acacia catechu jest stosowana miejscowo na rany, ponieważ jest to skuteczny lek na rany. We wschodniej medycynie tradycyjnej Acacia catechu Willd jest szeroko stosowany w leczeniu cukrzycy w połączeniu z innymi roślinami leczniczymi.

Wyciąg z twardzieli akacji katechu catechu jest bardzo aktywny w leczeniu patogenów jamy ustnej i może być stosowany w praktyce dentystycznej w zakresie periodontologii w leczeniu próchnicy, zapalenia dziąseł, odleżyn jamy ustnej i endodoncji w leczeniu odchodów enterokoków, które znajdują się w zainfekowanym kanale korzeniowym, co może spowodować niepowodzenie w leczeniu kanałowym.

***Corresponding author Aiswarya Dileep:** Katedra periodontologii, szkoła i szpital stomatologiczny Rajarajeswari, Bangalore, Indie; e-mail: dileepaiswarya438@gmail.com

REFERENCJE

1. Muhammad Hashmat A, Hussain R. Recenzja o Acacia catechu willd. Interdyscyplinarne czasopismo poświęcone współczesnym badaniom w biznesie w 2013 roku: 5 (1):593-600
2. Asolkar L. V, Kakkar K.K. Działanie przeciwutleniające i ochronne przeciwko plazmidowemu łańcuchowi DNA Rozszczepienie ekstraktów z liści, kory i drewna z akacji katechu. J nauk o żywności 1992: 4(9): 45-51.
3. Lakshmi T, Geetha R.V., AnithaRoy. In vitro Evaluation of Anti bacterial Activity of Acacia catechu willd Heartwood Extract". Międzynarodowe czasopismo "Pharma and Biosciences". 2011:2(2): 188-192.
4. Geetha R.V., Anitha Roy, -Lakshmi. T. Ocena in vitro aktywności przeciwbakteryjnej wyciągu z drzewa herbu Acacia catechu na mikroorganizmach jamy ustnej. International Journal of current Research and review 2011; 2(2); 4-9.
5. Pawar SK. Potencjał leczniczy niektórych roślin leczniczych. Inter J of Pharmaceutical Sci. and Res 2005; 9(1): 136-145.

***Corresponding author Aiswarya Dileep:** Katedra periodontologii, szkoła i szpital stomatologiczny Rajarajeswari, Bangalore, Indie; e-mail: dileepaiswarya438@gmail.com

ROZDZIAŁ 8

MEDYCYNA ZINTEGROWANA [ZIOŁOWO-ZINGIBER OFFICINALE ROSCOE (IMBIR)] I PERIODONTOLOGIA

Aiswarya Dileep*1, Krishna Kripal1 ,Nikitha Mohan V.J2

1Oddział *Periodontologii, Kolegium Stomatologiczne i Szpital Rajarajeswari, Bangalore, Indie*

Oddział 2D Periodontologii, Rajarajeswari Dental College and Hospital, Bangalore, Indie.

Streszczenie: Imbir jest znany jako Sunthi w Ayurveda i opis rośliny pojawia się w starym tekście jak Charaka, Sushruta, Vagbhatta i Charaka-dutta. Stosowanie leku wspomina się w Trikatu, znanym ajurwedyjskim leku na zaburzenia trawienne. W Ashtanga Hridaya, roślina została użyta w Rasna Saptak Quath (wywar oparty na siedmiu leczniczych ziołach) i tradycyjny lek na zapalenie stawów. Imbir jest stosowany na całym świecie jako przyprawa do gotowania, przyprawa i środek ziołowy. Chińczycy używają imbiru od co najmniej 2500 lat jako środka wspomagającego trawienie i przeciwbólowego oraz w leczeniu zaburzeń krwawienia i reumatyzmu, a także w leczeniu łysienia, bólu zębów, ugryzienia węża i chorób układu oddechowego. W tradycyjnej medycynie chińskiej (TCM) imbir jest uważany za ostry, suchy, rozgrzewający, zioło Yang, które może być stosowane w przypadku dolegliwości wywołanych przez zimną, wilgotną pogodę.

INTRODUKCJA

Zingiber officinale Roscoe jest byliną pełzającą na grubym kłączu bulwiastym, który rozprzestrzenia się pod ziemią. Jest członkiem rodziny roślin, w skład której wchodzą kardamon i kurkuma. Silny aromat imbiru jest wynikiem ostrych ketonów, w tym gingerolu, ekstraktu, który został wykorzystany przede wszystkim w badaniach naukowych. Spożywana część imbiru to kłącze, często nazywane "korzeniem imbiru", chociaż w rzeczywistości nie jest to korzeń. Kłącze jest poziomą łodygą rośliny, która wysyła korzenie. [1]

Imbir powszechnie należy do rodziny Zingiberaceae jest uprawiany komercyjnie w Indiach, Chinach, Azji Południowo-Wschodniej, Indiach Zachodnich, Meksyku i innych częściach świata, składającej się z ponad 1200 gatunków roślin w 53 rodzajach. Angielski botanik William Roscoe (1753-

***Corresponding author Aiswarya Dileep:** Katedra periodontologii, szkoła i szpital stomatologiczny Rajarajeswari, Bangalore, Indie; e-mail: dileepaiswarya438@gmail.com

13131) nadał roślinie nazwę Zingiber officinale w publikacji z 1807 roku. Rodzaj Zingiber obejmuje około 85 gatunków aromatycznych ziół z Azji Wschodniej i Australii tropikalnej. Nazwa rodzaju, Zingiber, wywodzi się od sanskryckiego słowa oznaczającego "w kształcie rogu w odniesieniu do występów na kłączu. Jest spożywany na całym świecie jako przyprawa i środek aromatyzujący i przypisuje się mu wiele właściwości medycznych. Zapach i smak leku są typowo aromatyczne. Leczniczą częścią zioła są suszone korzenie.

STOSOWANIE IMBIRU W CHOROBACH JAMY USTNEJ

1. Imbir jest stosowany w leczeniu bólu zęba. [4]
2. Imbir jest używany jako sialogoga, aby promować ślinotok. [5]
3. Drozd ustny

Badanie oparte na badaniach laboratoryjnych w celu zbadania aktywności przeciwgrzybiczej Zingiber offcinale na Candida albicans. Candida albicans otrzymano z irańskiej kolekcji drobnoustrojów i potwierdzono testem formowania probówki bakteryjnej. Przygotowano ekstrakt z etanolu imbirowego. Wyniki wykazały, że ekstrakt etanolowy był skuteczny na Candida albicans (2,5 mg mL- 1) w stężeniu 1:5. Badanie wskazuje, że ekstrakty z imbiru mogą być obiecujące w leczeniu kandydozy jamy ustnej. [6]

4. Przeciwnowotworek

Związek fenolowy [6l-paradol, pochodzący z korzenia imbiru i niektórych roślin zingiberacea, chronił skórę myszy przed czynnikiem wywołującym guz i wykazywał zależną od dawki cytotoksyczność w linii komórek raka jamy ustnej (KB), ze specyficznymi cechami apoptozy kaspazy-3-medycznej. Żywe komórki KB zostały zredukowane pod względem ilościowym do mniej niż 50% nieleczonej kontroli przy inkubacji z 50 IM [6]-paradolem przez 48 h. Ponadto etanolowy wyciąg z imbirowo-ośrodkowych efektów przeciwnowotworowych zmniejszył liczbę nowotworów w modelu skóry myszy Sencar. [7]

5. Opryszczkowata infekcja typu simplex

Izolaty kliniczne herpes simplex virus typu HSV-1, odporne na działanie

***Corresponding author Aiswarya Dileep:** Katedra periodontologii, szkoła i szpital stomatologiczny Rajarajeswari, Bangalore, Indie; e-mail: dileepaiswarya438@gmail.com

acyklowiru, analizowano in vitro pod kątem ich wrażliwości na olejki eteryczne z imbiru, tymianku, hyzopu i drewna sandałowego. Aktywne składniki olejków eterycznych mogą składać się z węglowodanów lipofilowych, które oddziałują z błoną lipidową. Te antybakteryjne substancje czynne mogą wykazywać podobne działanie przeciwko kopertom wirusowym. Izolaty kliniczne odporne na działanie acyklowiru były istotnie hamowane przez olejki eteryczne, a miano HSV zostało obniżone o 0% do 99,9%. Olejki eteryczne działają poprzez inaktywację HSV zanim wejdzie on do komórki. Efektywne dozowanie dla systemowego stosowania olejków eterycznych to

i prowadzi do efektów cytotoksycznych. Ponadto krótkoterminowa biodostępność systemowa sprawia, że zastosowanie systemowe jest mało prawdopodobne. 8]Ekstrakty wodne z imbiru, które zostały użyte do sprawdzenia aktywności przeciwdrobnoustrojowej, które okazały się skuteczne. [9]

UŻYCIE IMBIRU W ZAPALENIU PRZYZĘBIA

Bardzo niewiele badań wykazało wpływ imbiru na zapobieganie patogenom przyzębia. Ostatnio badanie wykazało, że ekstrakty etanolu i n-heksanu z imbiru wykazują działanie antybakteryjne przeciwko trzem bakteriom beztlenowo ujemnym, Porphyromonas gingivalis, Porphyromonas endodontalis i Prevotella intermedia, powodując choroby przyzębia. Autorzy doszli do wniosku, że dwa wysoce alkilowane gingerole, [10]-gingerol i [12] - gingerol skutecznie hamowały wzrost tych patogenów w zakresie minimalnego stężenia hamującego (MIC) 6-30 mikrog/ml. Te związki imbiru zabiły również patogeny jamy ustnej przy minimalnym stężeniu bakteriobójczym. [10]

WNIOSEK

Składniki imbiru są liczne i różnią się w zależności od miejsca pochodzenia oraz od tego, czy kłącza są świeże czy suche. Nie jest naszym zamiarem w tym przeglądzie objęcie wszystkich związków zgłoszonych w odniesieniu do imbiru, ale podsumowanie głównych składników, które zostały zaangażowane w działalność farmakologiczną leku surowego. Zapach imbiru zależy głównie od zawartości olejku lotnego, którego wydajność waha się od 1% do 3%. Scharakteryzowano ponad 50 składników oleju i są to głównie monoterpenoidy [b-

***Corresponding author Aiswarya Dileep:** Katedra periodontologii, szkoła i szpital stomatologiczny Rajarajeswari, Bangalore, Indie; e-mail: dileepaiswarya438@gmail.com

phellandren, (+)-kamphene, cyneol, geraniol, kurkumen, cytryna, terpineol, borneol] oraz seskwiterpenoidy.

Oporność na leki wzrasta na całym świecie i jest uważana za głównego sprawcę niepowodzenia leczenia. Stosowanie antybiotyków przeciwko bakteriom/mikroorganizmom jest skutecznym sposobem leczenia, ale również powoduje niepożądane powikłania. Wcześniejsi badacze wykazali, że imbir i jego składniki odgrywają istotną rolę w zapobieganiu rozwojowi drobnoustrojów lub działają jako środki przeciwdrobnoustrojowe.

REFERENCJE

1. Biały B. Imbir: An Overview comp alt med 2007, 75(11): 1689-1691.
2. Awang Dv, Ginger. Can Pharm J 1992, 309-311.
3. Bisset NG i Wichtl M. Herbal Drugs and Phytopharmaceuticals, Medpharm Scientific Publishers: 1994.
4. Babu S, Madhavi M. Green Remedies lecznicze moce ziół. 1st Ed, 2003 Pustak Mahal. Delhi.
5. Hara M. Keifer D, Farrel K, Kemper. K. Przegląd 12 powszechnie stosowanych ziół leczniczych. Archiwum Fam Med 1998:7-523-536.
6. Atai Z, Atapour M, Mohseni M. Inhibitory effect of Ginger Extract on Candida Albicans. Am J Applied Sci 2009; 6:1067-1069.
7. Hsu S. Singh B. Schuster G. Wprowadzenie apoptozy w komórkach raka jamy ustnej: czynniki i mechanizmy potencjalnej terapii i profilaktyki. Oral Oncol. 2004; 40(5)461-73.
8. Schnitzler P, Koch C, Reichling J. Podatność na wirusa opornego na leki wirusa opryszczki typu 1 szczepy na podstawowe oleje imbiru, tymianku. Hyssop, i Sandalwood Antimicrob Agenci Chemother. 2007; 51:1859-1862.
9. Patel RV. Thaker VT, Patel VK. Przeciwdrobnoustrojowe działanie imbiru i miodu na izolaty wyekstrahowanych zębów próchnicowych podczas leczenia ortodontycznego. Asian Pacific Journal of Tropical Biomedicine 2011; 11: 58-61
10. Park M, Bae J, Lee DS. Aktywność antybakteryjna [10-gingerolu i [12)-gingerolu wyizolowanych z kłącza imbiru przeciwko bakteriom przyzębia. Phytother Res2008.22:1446-9.

***Corresponding author Aiswarya Dileep:** Katedra periodontologii, szkoła i szpital stomatologiczny Rajarajeswari, Bangalore, Indie; e-mail: dileepaiswarya438@gmail.com

ROZDZIAŁ 9

MEDYCYNA ZINTEGROWANA, [ZIOŁOALOE BARBADENSIS (ALOE VERA)] I PERIODONTOLOGIA

Aiswarya Dileep*1, Nikitha Mohan V.J2

1Oddział Periodontologii, Kolegium Stomatologiczne i Szpital Rajarajeswari, Bangalore, Indie

Oddział Stomatologii Zdrowia Publicznego 2D, Rajarajeswari Dental College and Hospital, Bangalore, Indie.

Streszczenie: Roślina aloesu i jej produkty pochodne odegrały rolę w medycynie i opiece zdrowotnej sięgającej IV wieku p.n.e. O zastosowaniu medycznym aloesu wspomniano już ponad 4000 lat temu w zbiorze sumeryjskich stołów glinianych z 2100 r. p.n.e. Od tego czasu otwarto nowe granice dla stosowania stabilizowanego żelu aloesowego w medycynie, lekkoatletyce, zdrowiu i urodzie, kosmetyce i opiece nad zwierzętami.

INTRODUKCJA: Roślina Aloe Vera jest znana i stosowana od wieków ze względu na jej właściwości zdrowotne, kosmetyczne, lecznicze i pielęgnacyjne. Nazwa Aloe Vera wywodzi się od arabskiego słowa Alloeh, oznaczającego - błyszczącą gorzką substancję, podczas gdy Vera w języku łacińskim oznacza - prawdę. 2000 lat temu greccy naukowcy uważali Aloe Vera za uniwersalne panaceum. Egipcjanie nazywali Aloe - rośliną nieśmiertelności, ponieważ może ona żyć, a nawet kwitnąć bez ziemi. 1] Aloe Vera lub sanskryckie imię "Ghee kunwar" jest członkiem rodziny Lilly. [2]

Jest to roślina o mniejszej lub bardzo krótkiej łodydze, osiągająca wysokość 80-100 cm, rozprzestrzeniająca się za pomocą przesunięć i kiełków korzeni. Liście są lancetowate, grube i mięsiste, zielone do szarozielonych, z ząbkowanym brzegiem. Kwiaty produkowane są na kłosach o wysokości do 90 cm, każdy kwiat zawieszony, z żółtą rurkową koroną o długości 2-3 cm. Tkanka w środku liścia aloesu zawiera żel, z którego otrzymuje się żel aloesowy lub żel Aloe Vera. [3]

***Corresponding author Aiswarya Dileep:** Katedra periodontologii, szkoła i szpital stomatologiczny Rajarajeswari, Bangalore, Indie; e-mail: dileepaiswarya438@gmail.com

STOSOWANIE ALOESU W CHOROBACH JAMY USTNEJ

1. Wrzód mszycowy

Stwierdzono, że hydrożel acemannan przyspiesza gojenie się mszycowych wrzodów i zmniejsza związany z nimi ból. 4] Naukowcy ocenili żel łączący alantoinę, aloes i dwutlenek krzemu oraz jego wpływ na mszycowe owrzodzenia jamy ustnej. 5] Każdy pacjent korzystał z dziennika w celu udokumentowania liczby i czasu trwania owrzodzeń mszyc, odstępu czasu między owrzodzeniami, wielkości owrzodzeń i bólu wrzodowego w okresie 3-4 miesięcy. Skrócenie czasu trwania zmian w jednym ramieniu badania oraz wydłużenie odstępów czasowych między zmianami w drugim ramieniu badania były istotne statystycznie. Żel nie wykazał stałej skuteczności na owrzodzeniach w jamie ustnej.

2. Porost ustny płaski (Oral lichen planus)

Skuteczność aloesu w leczeniu planu porostów jamy ustnej (OLP) została oceniona przez wielu badaczy. W jednym z badań na terapię aloesem umieszczono pacjenta z porostami płaskimi z zajęciem systemowym. Leczenie pacjenta polegało na wypiciu 2,0 uncji stabilizowanego aloesu dziennie przez 3 miesiące, miejscowym stosowaniu balsamu do ust z aloesem i kremu z aloesem do swędzenia rąk. Zmiany w jamie ustnej ustępowały w ciągu 4 tygodni, chociaż zmiany ogólnoustrojowe trwały dłużej. W innym badaniu 46 pacjentów z OLP podzielono losowo na 2 grupy. Każda grupa była leczona płynem do płukania jamy ustnej aloesu i acetonidem triamcynolonu 0,1% (TA). Okres leczenia dla obu grup wynosił 4 tygodnie. Pacjentów oceniano w dniach 8 i 16 oraz po zakończeniu leczenia (wizyta 1-3). Aloe Vera mouthwash jest skutecznym substytutem TA w leczeniu OLP. [7]

W innym badaniu z podwójnie ślepą próbą 64 pacjentów z OLP podzielono na dwie grupy i leczono albo aloesem (32 pacjentów), albo placebo (32 pacjentów), w dawce 0,4 mol (70% stężenia) trzy razy dziennie. Pacjenci byli oceniani po 6 i 12 tygodniach. W grupie Aloe Vera całkowitą remisję bólu uzyskano w 31,2% przypadków po 6 tygodniach, a w 61% po 12 tygodniach. W grupie placebo odsetek ten wynosił odpowiednio 17,2% i

***Corresponding author Aiswarya Dileep:** Katedra periodontologii, szkoła i szpital stomatologiczny Rajarajeswari, Bangalore, Indie; e-mail: dileepaiswarya438@gmail.com

41%. Stwierdzono, że aloes poprawia ogólną jakość życia pacjentów z OLP. [7]

3. Zapalenie kości obojczyka zębodołowego

Obecnie dostępne są specjalne opatrunki medyczne (SaliCept patch) do użytku wewnątrzustnego po usunięciu zębów. SaliCept patch to liofilizowany pledget, który zawiera acemannan hydrożel (Carrington Laboratories) otrzymany z przezroczystego żelu wewnętrznego aloesu. W 2002 r. przeprowadzono retrospektywną ocenę 587 pacjentów (1031 gniazd), których miejsca ekstrakcji były leczone pianką żelową nasączoną klindamycyną. Przeprowadzono badanie prospektywne, w którym 607 pacjentów (1.064 gniazdka) miało 2 plastry SaliCept umieszczone bezpośrednio po ekstrakcji. Wyniki wykazały, że w grupie pianek żelowych rozwinęło się 78 z 975 miejsc (8,0%). Alveolar osteitis (AO), podczas gdy tylko 11 z 958 miejsc (1,1%) w grupie SaliCept rozwinęło AO (p <.0001). Dalsza analiza wszystkich miejsc ekstrakcji wykazała, że częstość występowania AO w grupie pianek żelowych wynosiła 7,6% w porównaniu z 1,1% w grupie leczonej SaliCept (P< .0001). W związku z tym stwierdzono, że poprawka SaliCept znacząco zmniejsza częstość występowania AO w porównaniu z pianką żelową nasączoną klindamycyną. [8]

4. Aloe Vera jako płyn do płukania ust.

Płyn do płukania ust zapobiega wywołanemu promieniowaniem zapaleniu błony śluzowej poprzez gojenie ran i mechanizm przeciwzapalny. Zmniejsza kandydozy jamy ustnej pacjentów poddawanych radioterapii głowy i szyi dzięki swoim właściwościom przeciwgrzybiczym i immunomodulacyjnym. 6] Skuteczność Aloe Vera w leczeniu porostów płaskich jamy ustnej została zmierzona przez wielu naukowców. Płyn do płukania ust Aloe Vera jest skuteczny w leczeniu liszaja płaskiego. [9]

5. Klej do protez

Acemannan, kompleksowy węglowodan mannozy i jeden z głównych

***Corresponding author Aiswarya Dileep:** Katedra periodontologii, szkoła i szpital stomatologiczny Rajarajeswari, Bangalore, Indie; e-mail: dileepaiswarya438@gmail.com

składników żelu aloesowego, posiada nieodłączne właściwości lepkościowe. To właśnie ta właściwość doprowadziła do produkcji klejów do protez acemannan. Te nowe preparaty kleju do protez oceniano pod kątem zmian pH, cytotoksyczności dla ludzkich fibroblastów dziąsłowych oraz wytrzymałości kleju zarówno w warunkach suchych, jak i mokrych. Testowane formuły klejów do protez składały się z pięciu kombinacji acemannanu o różnym stężeniu środków konserwujących. Odczyn pH i cyjotoksyczność każdej z formulacji mierzono w ciągu 24 godzin, a wytrzymałość kleju oceniano za pomocą uniwersalnego testu. W eksperymencie stwierdzono, że klej do protez acemannan jest skutecznym ziołowym substytutem tradycyjnych klejów do protez. [10]

6. Aloe Vera jako żel do zębów

Oczyszcza i łagodzi zęby i dziąsła oraz skutecznie walczy z ubytkami. Antrachinony pomagają w leczeniu i zatrzymywaniu bólu. Mniej ostre na zębach, ponieważ nie posiada elementów ściernych i dlatego jest lepszą alternatywą dla osób z wrażliwymi zębami lub dziąsłami. Badanie przeprowadzone przez Uniwersytet Stanforda wykazało, że żel do zębów z aloesu jest równoważny, a czasami bardziej skuteczny, niż marki komercyjne, w kontrolowaniu organizmów wywołujących próchnicę. Żel do zębów Aloe Vera przeznaczony jest do pełnienia tej samej funkcji co pasta do zębów, która ma na celu wyeliminowanie patogenicznej mikroflory w jamie ustnej. Zdolność żelu do zębów z aloesu do skutecznego pełnienia tej funkcji była punktem spornym dla niektórych specjalistów stomatologicznych. Jednak badanie porównało zdolność do walki z zarazkami żelu do zębów z aloesem z dwiema popularnymi pastami do zębów i wykazało, że żel do zębów z aloesem był równie skuteczny, a w niektórych przypadkach bardziej skuteczny niż marki handlowe w kontrolowaniu organizmów wywołujących ubytki zębowe. [11]

7. Halitoza

Aloe Vera jest naturalnym środkiem przeciwgrzybiczym i przeciwbakteryjnym. Chroni wrażliwe tkanki w jamie ustnej, zabija bakterie oraz zwalcza próchnicę zębów. Zwiększa zdolność organizmu do tworzenia kolagenu, który wzmacnia chore i opuchnięte dziąsła. Aloe Vera żel po rozpuszczeniu w około 12 filiżanki wody lub soku jabłkowego pomaga złagodzić niestrawność kwasową, która jest bardzo częstą przyczyną nieświeżego oddechu. [9]

***Corresponding author Aiswarya Dileep:** Katedra periodontologii, szkoła i szpital stomatologiczny Rajarajeswari, Bangalore, Indie; e-mail: dileepaiswarya438@gmail.com

8. Zapalenie dziąseł

Przeprowadzono kilka badań w celu zbadania skuteczności działania aloesu leczącego zapalenie dziąseł. W badaniu z podwójnie ślepą próbą, łącznie 120 osób poproszono o wstrzymanie się od przestrzegania higieny jamy ustnej (szczotkowanie zębów) przez 14 dni. Następnie uczestnicy zostali losowo podzieleni na grupę A (grupa testowa), która otrzymała 100% aloesu, grupę B (grupa kontrolna negatywna, która otrzymała placebo (woda destylowana) oraz grupę C (grupa kontrolna pozytywna), która otrzymała 0,2% chlorheksydyny. Nagromadzenie płytki nazębnej oceniano na podstawie wskaźnika płytki nazębnej (Pl), a zapalenie dziąseł na podstawie zmodyfikowanego wskaźnika dziąseł (MGl) oraz wskaźnika krwawienia (B1) w dniach bazowych (0), [7], 14 i 22ad. Płyn do płukania jamy ustnej zawierający aloes Vera wykazał znaczną redukcję płytki nazębnej i zapalenia dziąseł, ale w porównaniu z chlorheksydyną efekt ten był mniej istotny. Stwierdzono, że płyn do płukania ust z aloesu może być skutecznym środkiem przeciwwilgociowym, a dzięki odpowiednim dopracowaniu smaku i trwałości może być przystępnym cenowo ziołowym substytutem chlorheksydyny. [12]

9. Aloe Vera w endodoncji.

Eliminacja mikroorganizmów i zapobieganie ponownemu zakażeniu w kanale miazgi są głównymi celami terapii przestrzeni miazgi. Ze względu na złożoną anatomię układu przestrzennego miazgi i zdolność mikroorganizmów do przetrwania w okresach głodu, mikroorganizmy pozostają nawet po dokładnym oprzyrządowaniu mechanicznym i procedurach irracjonalnych. W związku z tym potrzebny jest lek przeciwdrobnoustrojowy wewnątrzkanałowy, aby wyeliminować przetrwałe mikroorganizmy oporne. W wielu częściach świata istnieje bogata tradycja stosowania medycyny ziołowej w leczeniu wielu chorób zakaźnych. W krajach rozwijających się szacuje się, że około 80 procent populacji polega na tradycyjnej medycynie w zakresie podstawowej opieki zdrowotnej. Ze względu na skutki uboczne i odporność, jaką organizmy chorobotwórcze budują na powszechne antybiotyki, w ostatnim czasie wiele uwagi poświęcono ekstraktom i związkom biologicznie aktywnym wyizolowanym z roślin stosowanych w medycynie roślinnej. Również naukowcy wykazali, że stosowanie leków ziołowych wzrosło zamiast leków syntetycznych. Wykazano, że Enterococcus faecalis może tolerować leki przeciwdrobnoustrojowe. [13]

***Corresponding author Aiswarya Dileep:** Katedra periodontologii, szkoła i szpital stomatologiczny Rajarajeswari, Bangalore, Indie; e-mail: dileepaiswarya438@gmail.com

Aloe Vera jest skuteczny w walce z odpornymi mikroorganizmami występującymi w przestrzeni między pulpy. Tzn. Candida Albicans i Enterococcus faecalis. Woda, chloroform i ekstrakty alkoholowe z aloesu z miazgi mają działanie antybakteryjne i mogą być stosowane jako lek wewnątrzkanałowy. Może być również stosowany w kanałach korzeniowych jako opatrunek uspokajający oraz jako smar do pilników. Nerwy kończą się w kanale korzeniowym i są bardzo wrażliwe. Aloe Vera znacznie pomaga zmniejszyć jej czułość. Żel ten można umieścić wewnątrz komór miazgi podczas przeciągania, aby umożliwić pracę aloesu w kanałach miazgi. Aloes może być również stosowany jako smar kanałowy. Podczas opatrunków zamkniętych można było dodać pelet bawełniany z kamforowanymi kroplami monochlorofenolowymi z kroplą żelu aloesowego, a następnie uszczelnić go tymczasowymi uzupełnieniami. [7]

10. Aloe w rany i zimne rany.

Przeprowadzono badanie, w którym zalecono wypicie 2,0 uncji soku z aloesu wraz z miejscowym zastosowaniem balsamu do ust z aloesu. Zmiany w jamie ustnej usunięte w ciągu 4 tygodni i całkowity sukces został osiągnięty, stwierdzając tym samym, że aloes można przyjmować zarówno doustnie w postaci soku i żelu w leczeniu owrzodzeń na zimno. [4]

11. Pielęgnacja protez

Wygładzanie żelu z aloesu na protezę raz lub dwa razy dziennie ma działanie przeciwgrzybicze. Zapobiega to zapaleniu jamy ustnej protezy zębowej. Może być stosowany razem z miękkimi wkładkami. [7]

12. Implanty dentystyczne

Żel Aloe Vera umieszczony wokół implantów stomatologicznych okazał się skuteczny w zmniejszaniu stanu zapalnego. Aloe Vera redukuje stan zapalny poprzez działanie przeciwdrobnoustrojowe i przeciwzapalne. [14]

WYKORZYSTANIE ALOESU W CHOROBACH PRZYZĘBIA

***Corresponding author Aiswarya Dileep:** Katedra periodontologii, szkoła i szpital stomatologiczny Rajarajeswari, Bangalore, Indie; e-mail: dileepaiswarya438@gmail.com

Aloe Vera przy pełnym obciążeniu znacznie zredukowała nagromadzoną płytkę nazębną. Jest niezwykle pomocny w leczeniu zapalenia dziąseł i paradontozy. Aloe Vera znacznie redukuje przypadki krwawienia dziąseł dzięki swoim właściwościom wygładzającym i wspomagającym, zmniejsza obrzęk i obrzęk tkanek miękkich. Pomaga to przywrócić zdrowie dziąsełom. 17] Płyn do płukania ust Aloe Vera może być skutecznym środkiem przeciwwilgociowym, a przy odpowiednim dopracowaniu smaku i trwałości może być przystępnym cenowo ziołowym substytutem chlorheksydyny. Chloroheksydyna, podchloryn sodu, chlorek cetylopirydyny i fluorek aminy są szeroko stosowane jako płyny do płukania jamy ustnej; zgłaszano natychmiastowe reakcje nadwrażliwości, toksyczność, barwienie zębów i inne efekty uboczne wynikające ze stosowania w różnych okresach. Ponadto stwierdzono, że chlorheksydyna i podchloryn sodu są cytotoksyczne dla komórek więzadeł przyzębia człowieka, hamują syntezę białek i wpływają na aktywność mitochondriów, co ma szkodliwy wpływ na tkanki życiowe. 19] Poddziąsłowe podawanie żelu aloesowego skutkuje poprawą stanu przyzębia. Żel do zębów Aloe Vera jest mniej ostry dla zębów, ponieważ nie zawiera elementów ściernych typowo spotykanych w komercyjnych pastach do zębów; jest to doskonała alternatywa dla osób z wrażliwymi zębami lub dziąsłami. Stosowanie żelu z aloesu bezpośrednio w miejscach operacji przyzębia wraz z opatrunkiem przyzębia lub do tkanek dziąseł, gdy zostały one urażone przez szczoteczkę do zębów - ścieranie zębów, ostre pokarmy oraz nićmi dentystycznymi i urazy wykałaczki jest bardzo skuteczne. [20]

WNIOSEK

Roślina Aloe Vera jest znana i stosowana od wieków ze względu na jej właściwości zdrowotne, kosmetyczne, lecznicze i pielęgnacyjne. Aktywne składniki aloesu obejmują antrachinony, chromony, polisacharydy i enzymy. Antrachinony i chromony są odpowiedzialne za działanie przeciwnowotworowe, przeciwzapalne i ewakuacyjne.

Przetworzony preparat z aloesu w żelu podobno hamował wzrost Candida Albia's. Aloe jest naprawdę obiecująca w walce z AIDS, a wirus stał się niewykrywalny u niektórych pacjentów, którzy stosowali go regularnie, ze względu na jego właściwości pobudzające układ odpornościowy. Wydaje się również pomagać w zapobieganiu zakażeniom oportunistycznym w przypadku HIV i AIDS.

***Corresponding author Aiswarya Dileep:** Katedra periodontologii, szkoła i szpital stomatologiczny Rajarajeswari, Bangalore, Indie; e-mail: dileepaiswarya438@gmail.com

REFERENCJE

1. Botelho A, Nogueira NAP, Bastos GM. Przeciwdrobnoustrojowe działanie olejku eterycznego z Lippia sidoides, karwakrolu i tymolu na patogeny jamy ustnej. Braz J Med Biol Res 2007; 40(3):349-356.
2. Karkala M, Bhushan Aloe vera: cudowna roślina, której historia, uprawa i zastosowania lecznicze. J Pharmacogn Phytochem. 2014;2(5):85-88.
3. Sampath Kumar KP, Debjit B, Chiranjib, Biswajit. Aloe Vera: Potencjalne zioła i ich znaczenie lecznicze. J. Chem. Pharm. Res 2010; 2(1):21-29.
4. "Lek na wrzody w jamie ustnej otrzymuje zezwolenie FDA", JADA 1994; 125:1308-1310.
5. Garnick JJ, Singh B, Winkley G. Skuteczność leku zawierającego dwutlenek krzemu, aloes i alantoinę na wrzody mszycowe. OOOE 1998; 86(5):550-556.
6. Hayes SM. Lichen planus - raport o skutecznym leczeniu aloesem. Stomatologia ogólna 1999; 47(3):268 272.
7. Salazar- Sanchez N, L'opez- Jornet P, Camacho- Alonso F. Skuteczność miejscowej Aloe vera u pacjentów z porostem płaskim: Przypadkowe, podwójnie ślepe badania. J Oral Pathol Med 2010; 39(10): 735-740.
8. Biedny MR, Hall JE, Poor A S. Zmniejszenie częstości występowania osteoporozy pęcherzykowej u pacjentów leczonych plastrem SaliCept, zawierającym hydrożel Acemanna. J. OMFS 2002; 60(4): 374-379.
9. Mansourian A, Momen- Heravi F, Saheb- Jamee M, Momen- Beitollahi J. Porównanie płynu do płukania ust Aloe vera z acetonidem triamcinolone 0,1% na porostach ustnych płaskich: Przypadkowe, podwójnie oślepione badania kliniczne. Jestem. J. Med Sci 2011; 342(6): 447-451.
10. Tello CG, Ford P, Iacopino AM. Ocena in vitro złożonych receptur klejów do protez węglowodanowych. Kwintesencja Int 1998; 29(9): 585-593.
11. Chandrahas B, Jayakumar A, Naveen A, Butchibabu K i Reddy PK. randomizowane, podwójnie ślepe badanie kliniczne mające na celu ocenę skuteczności płynu do płukania jamy ustnej Aloe vera. Journal of Indian Society of Periodontology 2012; 16: 543-548.
12. Virdi HK, Jain S i Sharma S. Wpływ lokalnie dostarczonego żelu Aloe vera jako uzupełnienie skalowania i planowania korzeni w leczeniu przewlekłego zapalenia przyzębia, badanie kliniczne. Indian J Oral Sci 2012; 3: 84-89.
13. Nair PN, Sjogren U, Kalmberg KE, Sundquist G. Intraradicular bacteria and fungi in root filled, bezobjawowe zęby ludzkie z opornymi na terapię zmianami okołowierzchołkowymi, długoterminowe badanie kontrolne światła i mikroskopii elektronowej. J Endodod 1990; 16: 580-588.
14. Matu PL, Van Staden J. Antybakteryjne i przeciwzapalne działanie niektórych roślin stosowanych do celów leczniczych w Kenii. J Ethnoharmacol 2003; 87 ust. 1: 35-41.

***Corresponding author Aiswarya Dileep:** Katedra periodontologii, szkoła i szpital stomatologiczny Rajarajeswari, Bangalore, Indie; e-mail: dileepaiswarya438@gmail.com

15. Rathi S. Rola aloesu w praktyce stomatologicznej - przegląd. The Pharma Research 2013; 10(1): 1-5.
16. Singla S. Aloe Vera: Wykorzystanie roślin ziołowych w stomatologii. Ijpr 2012; 2: 110-12.
17. Meena M. Aloe vera- An update for Dentistry, Journal of dentofacial sciences 2013; 2(4): 1-4.
18. Sajjad A, Aloe vera: An Ancient Herb for Modern Dentistry - A Literature Review, Journal of Dental Surgery 2014; 1-6.
19. Karim B. Wpływ płynu do płukania ust z aloesu na zdrowie przyzębia: Potrójnie ślepa próba kontrolna z randomizacją. OHDM, 2014; 13(1): 14-19.
20. Sambhav J, Rai R. Aloe vera: Dobrodziejstwo w leczeniu chorób zębów. Int J. Pharm. Res. Sci 2014; 2(1): 18-24.

***Corresponding author Aiswarya Dileep:** Katedra periodontologii, szkoła i szpital stomatologiczny Rajarajeswari, Bangalore, Indie; e-mail: dileepaiswarya438@gmail.com

ROZDZIAŁ 10

MEDYCYNA ZINTEGROWANA [ZIOŁOWO-MAKSYMALNY SANCTUM LINN (TULSI)] I PERIODONTOLOGIA

Aiswarya Dileep*1, Krishna Kripal1 ,Senthil Rajan1

1Oddział Periodontologii, Kolegium Stomatologiczne i Szpital Rajarajeswari, Bangalore, Indie

Streszczenie: Wśród roślin znanych ze względu na wartość leczniczą, rośliny z rodzaju Ocimum należące do rodziny Labiate są bardzo ważne dla ich potencjału terapeutycznego. Ocimum sanctum L (Tulsi); O. gratissimum (Ram Tulsi), O canum (Dulal tulsi), O. bascilicum (Ban Tulsi), O. kilimandschricum, O. americanum, O. camphora i O. micranthum są przykładami znanych ważnych gatunków rodzaju Ocimum, które rosną w różnych częściach świata i znane są jako posiadające właściwości lecznicze.

INTRODUKCJA

Ocimum sanctum L. (znany również jako Ocimumtemutflorum) Tulsi został uznany tysiące lat temu przez starożytnych Rishis za jedno z największych ziół leczniczych w Indiach. Zobaczyli, że to zioło jest tak dobre dla zdrowia i uzdrowienia, że zostało ogłoszone jako Bóg sam w sobie. [1] Tulsi, Królowa ziół, legendarna Nieporównywalna królowa Indii, jest jedną z najświętszych i najbardziej cenionych z wielu uzdrawiających i zdrowych dających zioła orientu. Święta bazylia, Tulsi, słynie z religijnej i duchowej świętości, a także z ważnej roli w tradycyjnym ajurwedyjskim i unanińskim systemie holistycznego zdrowia i medycyny ziołowej Wschodu. [2]

Tulsi jest ziołem o mitologicznym podłożu. To ma być ukochany przez Pana Krysznę, reinkarnacja Pana Wisznu. Tulsi został wtedy ustanowiony jako jeden z ośmiu niezbędnych elementów rytuału adoracji Wedyjskiej, aby zapewnić, że każdy dom i świątynia miała co najmniej jeden krzak Tulsi w swojej bliskości. Do dziś Tulsi można znaleźć w większości domów w Indiach i jest najbardziej szanowanym i szanowanym ziołem ze względu na jego nieustające znaczenie w leczeniu, duchowości, kulturze i estetyce dekoracyjnej. Jest tak łatwo znaleźć go teraz nawet na zachodzie, że jedną z jego nazw jest Sulabha Łatwo dostępne na". [1]

Ocimum sanctum L. (Tulsi) to wzniesiona, bardzo rozgałęziona podszewka o wysokości 30-60 cm z prostym, przeciwstawnym zielonym lub fioletowym

***Corresponding author Aiswarya Dileep:** Katedra periodontologii, szkoła i szpital stomatologiczny Rajarajeswari, Bangalore, Indie; e-mail: dileepaiswarya438@gmail.com

pozostawieniem, które są silnie pachnące i owłosione łodygi. Liście mają ogonek i są owalne; do 5 cm długości, zwykle nieco ząbkowane Kwiaty są purpurowe w wydłużonych wyścigach w bliskich okółkach. Tulsi jest rośliną rodzimą na całym świecie, rozpowszechnioną jako roślina uprawna i zbiegły chwast. Jest uprawiany dla celów religijnych i leczniczych oraz dla jego olejku eterycznego. Tulsi jest ważnym symbolem w wielu tradycjach religijnych Hind, które łączą roślinę z figurą bogini. 3] Tulsi jest uważany za adaptogen równoważący różne procesy zachodzące w organizmie i pomocny w przystosowaniu się do stresu. Charakteryzujący się silnym aromatem i cierpkim smakiem, Ayurveda uważana jest za swoistą erę "eliksiru życia" i uważana jest za czynnik sprzyjający długowieczności. Ekstrakty Tulsi są stosowane w lekach ajurwedyjskich lub w przeziębieniach, bólach głowy, zaburzeniach żołądka, stanach zapalnych, chorobach serca, różnych formach zatrucia i malarii.

ORO-DENTYSTYCZNE ZASTOSOWANIE OCIMUM SANCTUM LINN

1. Zakażenia jamy ustnej
   Liście Tulsi są dość skuteczne w leczeniu powszechnych zakażeń jamy ustnej. Carracrol i Tetpene są środkami przeciwbakteryjnymi obecnymi w tej roślinie. Sesquiterpene b-caryophyllene również służy temu samemu celowi. Ten składnik zatwierdzonego przez FDA dodatku do żywności, który jest naturalnie obecny w Tulsi.

2. Ból zęba Tulsi może działać jako inhibitor COX-2, podobnie jak nowoczesne leki przeciwbólowe ze względu na znaczną ilość eugenolu (1-hydroksylo-2metoksy-4 alllyl benzen). Liście Ocimum sanctum zawierają 0,7% olej lotny zawierający około 71% eugenolu i 20% eugenolu metylowego.

3. Środek przeciwariogenny

   Mutany Streptococcus są mikroorganizmem, który został dobrze zaangażowany w powodowanie próchnicy zębów. W badaniu in vitro oceniono różne stężenia ekstraktów Tulsi w porównaniu z mutanami streptococcus i stwierdzono, że skład ekstraktu tulsi 4 % ma maksymalny potencjał przeciwdrobnoustrojowy.

4. Kandydaci

   Aktywność przeciwgrzybicza olejku eterycznego z Ocimum santum i jego dwóch składników, tj. eugenolu i linaloolu, badano przeciwko dwóm

***Corresponding author Aiswarya Dileep:** Katedra periodontologii, szkoła i szpital stomatologiczny Rajarajeswari, Bangalore, Indie; e-mail: dileepaiswarya438@gmail.com

gatunkom Candida (tj. e albicans i C. tropicalis), o których wiadomo, że wywołują kandyzję jamy ustnej, i stwierdzono, że linallol jest bardziej obiecujący i skuteczny w walce z candida.

5. Lichen planus

Ocimum santum mają unikalną właściwość działania na skórę i tkankę krwi, a także doprowadzić do pożądanej immunomodulacji i jest to jedna z opcji leczenia w Ayurveda do leczenia porostów płaskich.

6. Leukoplakia i podśluzówkowe zwłóknienie jamy ustnej

Polifenol kwas rosmarynowy obecny w tulsi może działać jako silny przeciwutleniacz, dzięki czemu właściwość ta może być wykorzystywana terapeutycznie w leczeniu powszechnych zmian i stanów chorobowych w jamie ustnej.

ZASTOSOWANIE OSIMUM SANCTUM LINN W PERIODONTOLOGII

Użycie Tulsi (Ocimum sanctum) jako płynu do płukania jamy ustnej Tulsi jest małą rośliną; podruba, która ma wiele zastosowań. Ajurweda wspomina, jak ważne są jej zastosowania lecznicze. Liście są dość skuteczne w leczeniu wrzodów i infekcji w jamie ustnej. Kilka przeżutych liści wyleczy te warunki. Ziele jest przydatne w zaburzeniach zębowych. Jego liście, wysuszone na słońcu i sproszkowane, mogą być wykorzystywane do mycia zębów. Można go również zmieszać z olejem moszczonym w celu uzyskania pasty i stosować jako pastę do zębów. Jest to bardzo dobre dla utrzymania zdrowia zębów przeciwdziałającego nieświeżemu oddechowi i dla masowania dziąseł. Jest on również przydatny w przypadku gorączki i innych zaburzeń dziąseł. Przeciwzapalne i przeciwzakaźne właściwości tulsi czynią z niego skuteczne leczenie chorób dziąseł.

Żucie liści tulsi pomaga usunąć wrzody i infekcje jamy ustnej. Jako płyn do płukania jamy ustnej jest przydatny w walce z nieprzyjemnym oddechem oraz w utrzymaniu zdrowych dziąseł. Olej z nasion Ocimum sanctum wydaje się modulować zarówno humoralną, jak i komórkową reakcję immunomodulacyjną, a te efekty immunomodulacyjne mogą być pośredniczone przez szlaki GABAergiczne. Badanie wykazało wzrost produkcji przeciwciał w wyniku uwolnienia przez Ocimum sanctum mediatorów reakcji nadwrażliwości i odpowiedzi tkanek w

***Corresponding author Aiswarya Dileep:** Katedra periodontologii, szkoła i szpital stomatologiczny Rajarajeswari, Bangalore, Indie; e-mail: dileepaiswarya438@gmail.com

narządach docelowych. Wykazano, że Ocimum sanctum hamuje ostre i przewlekłe stany zapalne. Olejek eteryczny i ekstrakt z nasion działają hamująco na cyklooksygenazę i lipoksygenazę.

WNIOSEK: Skład chemiczny Tulsi jest bardzo złożony, zawiera wiele składników odżywczych i innych związków biologicznie czynnych, których proporcje mogą się znacznie różnić między szczepami, a nawet między roślinami w obrębie tego samego pola. Ponadto na ilość wielu z tych składników istotny wpływ mają różne warunki uprawy, zbioru, przetwarzania i przechowywania, które nie są jeszcze dobrze znane. Właściwości odżywcze i farmakologiczne całego zioła w jego naturalnej postaci, tak jak było to tradycyjnie stosowane, wynikają z synergicznych interakcji wielu różnych aktywnych fitochemikaliów. W związku z tym nie można w pełni zduplikować ogólnych skutków działania Tulsi za pomocą wyizolowanych związków lub ekstraktów. Ze względu na jego nieodłączną złożoność botaniczną i biochemiczną. Standaryzacja Tulsi wymknęła się dotychczas nowoczesnej nauce.

REFERENCJE

1. Rai Y, .Holy Basil: Tulsi (A Herb). Navnect Publications India Ltd.2002.
2. Warrier PK. W środku: Indian Medicinal Plants. Longman O, redaktor naczelny. New Delhi: publikacja CBS 1995. 168.
3. Priyabrata Pattanayak, Pritishova Behera, Sangram K. PandaOcimum sanctum Linn. Roślina zbiornikowa do zastosowań terapeutycznych: Przegląd; Pharmacogn Rev.2010 4(7): 95-105.
4. Biswas NP, Biswas AK. Ocena niektórych pyłów liści jako środka chroniącego ziarno przed wołkiem ryżowym Sitophilus oryzae (Linn.) Environ Ecol. 2005:23:485-8.

***Corresponding author Aiswarya Dileep:** Katedra periodontologii, szkoła i szpital stomatologiczny Rajarajeswari, Bangalore, Indie; e-mail: dileepaiswarya438@gmail.com

ROZDZIAŁ 11

MEDYCYNA ZINTEGROWANA [HERB-AZADIRACHTA INDICA] I PERIODONTOLOGIA

Aiswarya Dileep*1, Krishna Kripal1 , Girish H.C2

1Oddział Periodontologii, Kolegium Stomatologiczne i Szpital Rajarajeswari, Bangalore, Indie

Oddział patologii i mikrobiologii jamy ustnej 2D, Rajarajeswari Dental College and Hospital, Bangalore, Indie.

Streszczenie: Badania chemiczne produktów drzewa neem zostały szeroko podjęte w XX wieku. Od wczesnego raportu Siddiqui w 1942 r. na temat izolacji winnbin, pierwszego gorzkiego związku wyizolowanego z oleju neemowego, ponad 135 zostało wyizolowanych z różnych części neem, a kilka przeglądów opublikowano również na temat chemii i różnorodności strukturalnej tych związków.

INTRODUKCJA

Drzewo neem zostało opuszczone jako Azadirachtaindica już w 1830 roku przez De Jussieu, [1] pochodzi z Indii i naturalizowane w większości krajów tropikalnych i subtropikalnych mają wielką wartość leczniczą i są rozpowszechnione na całym świecie. Jest to szybko rosnące wiecznie zielone drzewo, które może osiągnąć wysokość IS-20 metrów. Drzewo neem jest uważane za dar Matki Natury dla świata. 2-4] Roślina jest uważana za świętą i jest używana przez Hindusów w kilku ceremoniach, rytuałach i w nabożeństwach noworocznych. [5]

Neem jest nazywany w sanskrycie "arista" słowem, które oznacza "doskonały, kompletny i nieprzemijający". 6] W sanskrycie jest on również nazywany "Arishtha", co oznacza "zwolennik choroby" i stąd jest uważany za "Sarbaroganibarini". Drzewo uważane jest w Indiach za "przychodnię wiejską". [7] Mieszkańcy Indii od dawna czczą drzewo neem: od wieków miliony ludzi myją zęby gałązkami neem, pachnące zaburzenia skórne sokiem z neemliści, przyjmują herbatę neem jako tonik i umieszczają liście neem w swoich łóżkach, książkach, pojemnikach na zboże, szafkach i szafach, aby nie dopuścić do kłopotliwych robaków. 8] Liczba korzyści płynących z neem jest wymieniona w starożytnych dokumentach, takich jak Charak-Samhita i Susruta-Samhita. Jest powszechnie nazywany Margosa', należy do rodziny Meliaceac. Neem był szeroko stosowany w medycynie ajurwedyjskiej, unani i homeopatycznej i stał się cyniosurem

***Corresponding author Aiswarya Dileep:** Katedra periodontologii, szkoła i szpital stomatologiczny Rajarajeswari, Bangalore, Indie; e-mail: dileepaiswarya438@gmail.com

nowoczesnej medycyny. [7] "Jest stosowany w medycynie ajurwedyjskiej od ponad 4000 lat ze względu na swoje właściwości lecznicze. [6]

ZASTOSOWANIA NEEMU W STOMATOLOGII

Choroby zębów są uznawane za poważny problem zdrowia publicznego na całym świecie. Liczne badania epidemiologiczne wykazały, że choroby takie jak próchnica zębów i choroby przyzębia należą do najczęstszych afiliacji ludzkości. Neem jest stosowany w Indiach i Azji Południowej od tysięcy lat jako preferowane narzędzie do utrzymania zdrowych zębów i dziąseł Szczotkowanie gałązkami neem oraz żucie liści i nasion po posiłku jest tradycyjną praktyką stomatologiczną w tej dziedzinie. Z dostępnymi nowoczesnymi preparatami wiele osób prezentuje obecnie komercyjne produkty, które zawierają te same podstawowe składniki neem. Aktywność antybakteryjna neemu została oceniona i jest znana od czasów starożytnych.

Kora charakteryzuje się silnym stężeniem wszystkich witamin i składników w nasionach i liściach, nadając jej silne właściwości przeciwzapalne, antybakteryjne i antyseptyczne. Kora i gałązki pomagają w leczeniu zapalenia dziąseł i ubytków zębowych. Ekstrakt Neema jest dodawany w wielu organicznych pastach do zębów i płynach do płukania jamy ustnej. [9]

We wstępnych ustaleniach stwierdzono, że neem hamował mutany Streptococcus i odwrócił początkowe zmiany próchnicowe. W badaniu, w którym hydroksyapatyt uwarunkowany śliną był wstępnie leczony ekstraktem neemowym (z pałeczek kory), stwierdzono znaczne zahamowanie kolonizacji Streptococcus na powierzchniach zębów. [11]

Przeprowadzono badania mające na celu obserwację wpływu organizmów wyciągu z mango i neemu, a mianowicie Streptococcus mutans, Streptococcus salivavius, Streptococcus mitis i Streptococcus sanguis powodujących próchnicę, i stwierdzono, że stosowanie wyciągu z obu rodzajów mango i neemu przyniosłoby jeszcze większe korzyści. [12]

UŻYCIE NEEMU W ZAPALENIU PRZYZĘBIA

***Corresponding author Aiswarya Dileep:** Katedra periodontologii, szkoła i szpital stomatologiczny Rajarajeswari, Bangalore, Indie; e-mail: dileepaiswarya438@gmail.com

W 6-tygodniowym badaniu klinicznym przeprowadzonym przez Pai et al, w celu oceny skuteczności ekstraktu z liści neemu zawartego w żelu śluzówkowym z dostępnym w handlu glukonianem chlorheksydyny (0,2% w/v) jako kontroli pozytywnej, sugerowano, że żel zawierający ekstrakt neem w istotny sposób (P 0,05) zmniejszył indeks płytki nazębnej i liczbę bakterii w porównaniu z grupą kontrolną. [13]

Badania przeprowadzone na całym świecie wykazały wysoką korelację pomiędzy niską higieną jamy ustnej, płytką nazębną, częstością występowania i nasileniem chorób przyzębia.

WNIOSEK

Różne części neemu były używane jako tradycyjna medycyna ajurwedyjska w Indiach od niepamiętnych czasów. Narzędzia medyczne zostały opisane przede wszystkim jako wrogowie, liście, owoce i kora. Olejek Neem oraz ekstrakty z kory i liści są stosowane terapeutycznie jako medycyna ludowa do zwalczania trądów, helmintiozy jelitowej, chorób układu oddechowego, zaparć, a także promotora zdrowia. Oleje Neem znajdują zastosowanie w zwalczaniu różnych infekcji skóry. Kora, liść, korzeń, kwiat i owoc razem leczą zachorowalność na krew, schorzenia dróg żółciowych, świąd, owrzodzenia skóry, pieczenie i otarcia.

***Corresponding author Aiswarya Dileep:** Katedra periodontologii, szkoła i szpital stomatologiczny Rajarajeswari, Bangalore, Indie; e-mail: dileepaiswarya438@gmail.com

REFERENCJE

1. De jussieu. Zaufanie do neemu jest dziś potrzebne. Elec J Bio 1830: 19: 220.
2. Chopra RN, Nayer SL, Chopra IC. Perspektywy intensywnego zarządzania plantacjami neemów. Słowniczek indyjskich roślin leczniczych 2012; 3(1): 125
3. Chopra RN, Chopra IC, Handa KL., Kapur L.D. Indyjskie narkotyki, U.N. Dhur i Sons 1958: 51-595.
4. Kitikar KR, Basu BD. Neem i drobni rolnicy - ograniczenia na poziomie korzeni trawy. CurrSci 1975; 45:36-39.
5. Sengupia S. Właściwości i zastosowania neem (Azadirachta indica). Can J Bot 1965: 68: 1-11.
6. Girish K, Bhat S. Neem. Zielony skarb. Elec J Bio 2008: 4(3): 102-111.
7. Biswas K, Chattopadhyay I, Banerjee K,Bandyopadhyay U. Działalność biologiczna i właściwości lecznicze neem (Azadirachta indica). Aktualna nauka 2002; 82(10): 1336-1345.
8. Valenzuela S, Lopez A, Silva L, Davila H, Flores JB. Neem Tree Morphology and oil Content. Kwestie dotyczące nowych upraw i nowych zastosowań w 2007 r.; 126-128.
9. Singh R, Khan S, Murawat K, Sharma P. Neem the Miracle Tree-A Medicinal and Dental update Asian Journal of Oral Health & Allied Sciences 2012: 2(2): 84-86.
10. Vanka A, Tandon S, Rao SR, Udupa N, Ramkumar P. Wpływ lokalnego neem Azadirachta indica mouth wash na Streptococcus mutans i wzrost lactobacili. Indian J Dent Res 2001; 12: 133-44.
11. Wolinsky LE, Mania S, Nachnani S, Ling S. Hamujące działanie wyciągu z wodnej Azadirachty indica (Neem) na właściwości bakteryjne wpływające na tworzenie się płytki nazębnej in vitro. J Dent Res 1996; 75: 816-22.
12. Prashant GM, Chandu GN, Murulikrishna KS, Shafiulla MD. Wpływ mango i ekstraktu neem na cztery organizmy powodujące próchnicę: Streptococcus mutans, Streptococcus salivavius, Streptococcus mitis i Streptococcus sanguis: badanie in vitro. Indian J Dent Res 2007; 18: 148-51
13. Pai MR., Acharya LD, Udupa N. Ocena aktywności antyplaque Azadirachta indica leaf extract gel-a 6-tygodniowe badanie kliniczne. J Ethnopharmacol 2004; 90: 99-103.

***Corresponding author Aiswarya Dileep:** Katedra periodontologii, szkoła i szpital stomatologiczny Rajarajeswari, Bangalore, Indie; e-mail: dileepaiswarya438@gmail.com

ROZDZIAŁ 12

MEDYCYNA ZINTEGROWANA [HERB-SYZYGIUM AROMATICUM [GOŹDZIK]]. I PERIODONTOLOGIA

Aiswarya Dileep*1, Manjunath S.M1

1Oddział *Periodontologii, Kolegium Stomatologiczne i Szpital Rajarajeswari, Bangalore, Indie*

Streszczenie: Goździk jest jedną z najstarszych i najcenniejszych przypraw orientu, a jego początki sięgają pierwszego wieku p.n.e. Starożytna dynastia Chińczyków Han trwająca od 207 p.n.e. do 220 p.n.e. daje nam pierwszą wskazówkę co do użycia pachnących goździków. Chiński lekarz tamtej epoki napisał, że goście dworu cesarza musieli trzymać goździk w ustach. Zrobiono to po to, by uchronić władcę przed złym oddechem gości.

INTRODUKCJA

Symbol godności, czyli to, co właściwie oznacza Clove. (Goździki Syzygiumaromaticum) są ziołem aromatycznym, a zatem mają wiele przydatnych zastosowań. Aromat goździka jest przyjemny, ale pikantny i jest cenną i cenną przyprawą świata. Jest to nieotwarty pączek kwiatowy rosnący na drzewie należącym do rodziny Myrtaceae, który jest taki sam jak w przypadku guavas. Goździki mają również pewne cele lecznicze i dobrze smakują w niektórych potrawach, takich jak ciasto przyprawowe. Ząbki to aromatyczne suszone pąki kwiatowe, które są powszechnie stosowane w biryanis, marynatach, sałatkach i garam masala. Drzewo, które tworzy cud natury, wywodzi się z Wysp Moluków, faktycznie znanych jako Wyspa Przypraw, Jest to produkt powszechnie spotykany w stojaku z przyprawami na całym świecie, pąki goździków posiadają intensywny zapach i palący smak. Mają głęboki brązowy kolor, mocny zapach, który jest ciepły, ostry i silnie słodki i lekko cierpki. [1]

Indonezja wykorzystuje połowę światowej produkcji goździków do produkcji papierosów kretek w proporcji jednej części goździków zmieszanych z dwiema częściami tytoniu. Goździki lubią rosnąć w gorącym klimacie tropikalnym, jak na przykład na wyspach Indonezji. Goździkowiec to wiecznie zielone drzewo, które może osiągnąć wysokość 30 lub 40 stóp. W 2009 r. papierosy z goździków zostały zakazane w USA, jednak nadal są one sprzedawane z nową etykietą jako filtrowane cygara z goździków. [1]

***Corresponding author Aiswarya Dileep:** Katedra periodontologii, szkoła i szpital stomatologiczny Rajarajeswari, Bangalore, Indie; e-mail: dileepaiswarya438@gmail.com

STOSOWANIE GOŹDZIKÓW W CHOROBACH JAMY USTNEJ

Goździki są używane w medycynie indyjskiej ajurwedyjskiej, medycynie chińskiej oraz zachodnim ziołolecznictwie i stomatologii, gdzie olejek eteryczny jest stosowany jako anodyna w nagłych wypadkach stomatologicznych.

1. Ból zęba

Olejek z goździków jest powszechnie stosowany do łagodzenia bólu zęba. Olejek z goździków aplikuje się w postaci nierozcieńczonej za pomocą zatyczki z wełny bawełnianej nasączonej olejem i aplikuje się do jamy zęba w celu złagodzenia bólu. [2]

2. Przetwarzanie suchego gniazda

Olej z goździków jest stosowany do obróbki suchych gniazdek. Gniazdo zęba jest delikatnie płukane wodą lub roztworem soli, dzięki czemu luźne odłamki są usuwane. Kilka kropel eugenolu (oleju z goździków) umieszcza się z kawałkiem bawełny lub gazy złożonej w kulę lub kostkę 1/4. Za pomocą pęsety wkłada się nośnik do gniazda zęba. Nośnik jest usuwany, wyrzucany i wymieniany na inny co 24 godziny, aż do ustąpienia bólu w suchym gnieździe. [2]

3.. Materiał wypełnieniowy

Olej z goździków jest od wielu lat stosowany w wypełnieniach i cementów dentystycznych ze względu na ich aktualne właściwości przeciwbólowe. [2]

4. Miejscowy środek znieczulający

Żel z goździków może stanowić dla lekarzy dentystów alternatywę dla benzokainy do znieczulenia miejscowego w codziennej praktyce, szczególnie w przypadku stosowania u dzieci oraz w miejscach, w których koszty i dostępność ograniczają dostęp do środków farmaceutycznych znieczulenia miejscowego. [2]

5. Kandydatura

Olejek z goździków jest jednym z najsilniejszych zabójców Candida na świecie. Przeprowadzone badania wykazały, że olej z goździków i eugenol spowodowały znaczne zmniejszenie ilości ergosterolu, specyficznego składnika błony komórkowej grzybów i tworzenia się rurki zarodkowej przez Candida albicans było całkowicie lub prawie całkowicie hamowane przez stężenie oleju i eugenolu poniżej

***Corresponding author Aiswarya Dileep:** Katedra periodontologii, szkoła i szpital stomatologiczny Rajarajeswari, Bangalore, Indie; e-mail: dileepaiswarya438@gmail.com

wartości MIC. Potwierdzając w ten sposób, że istnieje znaczne działanie przeciwgrzybicze przeciwko

grzyby istotne klinicznie, w tym szczepy odporne na flukonazol, zasługujące na dalsze badania w celu zastosowania klinicznego w leczeniu zakażeń grzybiczych. [2]

STOSOWANIE OLEJU Z GOŹDZIKÓW W CHOROBACH PRZYZĘBIA

Olejek z goździków działa przeciwdrobnoustrojowo na bakterie z grupy periodontopatycznej. Eugenol z goździków i ekstrakt metanolowy, który jest skuteczny wobec grama dodatniego, gram zawiera ujemne beztlenowe patogeny przyzębia, takie jak Streptococcus mutans, Staphylococcus aureus, Lactobacillus acidophilus (bakterie), wykazując w ten sposób pozytywne wyniki sugerujące, że olej z goździków może być stosowany jako adiuwant terapii przyzębia. Stosuje się go w leczeniu krwawiących dziąseł. [3]

WNIOSEK

Goździki reprezentują jeden z najważniejszych antyseptyków Matki Natury. Olej z goździków okazał się bardziej skuteczny przeciwko gatunkom Staphylococcus. Clove jest potencjalnym środkiem przeciwwirusowym. Eugenina wyizolowana z pąków goździków wykazała działanie przeciwwirusowe przeciwko wirusowi Herpes simplex.

***Corresponding author Aiswarya Dileep:** Katedra periodontologii, szkoła i szpital stomatologiczny Rajarajeswari, Bangalore, Indie; e-mail: dileepaiswarya438@gmail.com

REFERENCJE

1. Milind P, Khanna D. Clove: Mistrzowska przyprawa. Int J Res Ayurveda Pharm 2011; 2(1): 47-54.
2. Watson S. Zastosowanie oleju z goździków w stomatologii, medycynie naturalnej i stomatologii. J Agr Food Chem 2010; 53: 6338-6346.
3. Dhanya K, Preena S. Przeciwdrobnoustrojowa aktywność azardirachta indica, glycyrrhiza glabra, cynamon zeylanium, syzygium aromaticum, accacia nilotica na streptococcus mutans i enterococcus faecalis- Badanie in vivo. Endodontologia 2011; 23(1): 16-23.

***Corresponding author Aiswarya Dileep:** Katedra periodontologii, szkoła i szpital stomatologiczny Rajarajeswari, Bangalore, Indie; e-mail: dileepaiswarya438@gmail.com

ROZDZIAŁ 13

MEDYCYNA ZINTEGROWANA [ZIOŁO-KURKUMA LONGA (KURKUMA)] I PERIODONTOLOGIA

Aiswarya Dileep*1, Krishna Kripal1, Balaji. P2

1Oddział Periodontologii, Kolegium Stomatologiczne i Szpital Rajarajeswari, Bangalore, Indie

Oddział 2D medycyny jamy ustnej i radiologii, Rajarajeswari Dental College and Hospital, Bangalore, Indie.

Streszczenie: Kurkuma (Curcuma longa) i kilka innych gatunków z rodzaju curcuma rosną dziko w lasach Azji Południowej, w tym Indii, Indonezji, Indochin, pobliskich krajów azjatyckich i niektórych wysp Pacyfiku, w tym Hawajów. Wszystkie te obszary mają tradycyjne zastosowania kulinarne i lecznicze sięgające czasów przedhistorycznych. W indyjskim Ayurveda system ziołowej medycyny kurkumy znany jest jako wzmocnienie i ocieplenie całego ciała. Tradycyjne zastosowania w Indiach obejmują poprawę trawienia, poprawę flory jelitowej, eliminację robaków, uwalnianie gazu, oczyszczanie i wzmacnianie wątroby i pęcherzyka żółciowego, normalizację miesiączki, łagodzenie zapalenia stawów i opuchlizny, jako oczyszczacz krwi, w celu ogrzania i promowania prawidłowego metabolizmu korygującego zarówno nadmiar, jak i niedobory, do miejscowego stosowania na skręcenia, oparzenia, skaleczenia, siniaki, ukąszenia i swędzenie owadów, w celu łagodzącego działania w przypadku kaszlu i astmy, jako środek przeciwbakteryjny i przeciwgrzybiczy oraz w każdym stanie osłabienia lub osłabienia.

INTRODUKCJA

Kurkuma jest starożytną przyprawą pochodzącą z kłącza Curcuma longa, wieloletniej rośliny należącej do rodziny Zingiberacae (imbir). Kurkuma znana jest jako "złota przyprawa" oraz "przyprawa życia". Był on używany w Indiach jako roślina lecznicza, a przechowywane święte od niepamiętnych czasów. Turmeric ma silne skojarzenia z życiem społeczno-kulturowym mieszkańców subkontynentu indyjskiego. To "ziemskie ziele Słońca" z pomarańczowo-żółtym kłączem było uznawane za "ziele Słońca" przez ludzi z okresu Wedyjskiego. Nic dziwnego, że starożytni uważali kurkumę za Oushadhi, zioło lecznicze, najwybitniejsze zioło, jedno zioło ponad wszystkie inne. 1] Turmeric jest również uważany za zioło 'rasayana', które jest gałęzią medycyny ajurwedyjskiej.

Rośliny rodzaju Curcuma należą do rodziny zingiberaceae/ Scitaminae i są znane z dużego potencjału terapeutycznego. Curcuma longa Linn. (Haridra), Curcuma aromatyczne salisb (Vana Haridra), Curcuma amada Roxb. (Amragandhi Haridra), Curcuma angustifolia Roxb, Curcuma caesia Roxb. (Kali Haridra),

***Corresponding author Aiswarya Dileep:** Katedra periodontologii, szkoła i szpital stomatologiczny Rajarajeswari, Bangalore, Indie; e-mail: dileepaiswarya438@gmail.com

Curcuma zedoaria Rosc. (Zedoary) są znanymi ważnymi gatunkami spośród stu gatunków spotykanych w różnych częściach świata. [2]

Kurkuma ma co najmniej 6000 lat udokumentowanej historii stosowania jej jako lekarstwa i w wielu praktykach społecznoreligijnych. Kurkuma pochodzi prawdopodobnie z Azji Południowo-Wschodniej, gdzie wiele spokrewnionych gatunków kurkumy występuje dziko, choć sama kurkuma nie występuje w naturze. Kurkumę uprawia się najczęściej w Indiach, a następnie w Bangladeszu, Chinach, Tajlandii, Kambodży, Malezji, Indonezji i na Filipinach. W małej skali uprawiana jest również w większości regionów tropikalnych w Afryce, Ameryce i na Wyspach Pacyfiku. Indie są największym producentem, konsumentem i eksporterem kurkumy. Kilka produkowanych komercyjnie kosmetyków i preparatów ajurwedyjskich zawiera kurkumę kasturi. Pielęgnacja skóry jest główną dziedziną zastosowania tej aromatycznej rośliny. Kłącze Curcuma aromatica jest również stosowane w lekach jako żołądek, karminatywa i emmenogogue dla chorób skóry, a ostatnio jako zdrowa żywność w Japonii. [3]

ZASTOSOWANIA KURKUMY W STOMATOLOGII

1. Ból dentystyczny

Masowanie zębów bolących prażoną, mieloną kurkumą eliminuje ból i obrzęk. [4]

2. System wykrywający płytkę stomatologiczną

Płytka nazębna jest zazwyczaj bezbarwna i może nie być łatwa do wykrycia. System wykrywania płytek nazębnych obejmuje środek (barwnik, zwykle w postaci roztworu lub tabletki), który barwi płytkę nazębną i umożliwia jej wykrycie. Obejmuje ona barwnik płytki nazębnej z żółtym pigmentem beni-koji, wyciągi z kurkumy, kurkuminę i aparaturę emitującą światło, które mają wyjścia o długości fali w zakresie 200-500 nm do obiektu w jamie ustnej, do którego dołączony jest barwnik płytki nazębnej. [5, 6]

3. Szczeliwo do szybów i szczelinowania

Stwierdzono, że barwiony uszczelniacz wgłębny i szczelinowy jest przydatny przy nakładaniu na powierzchnie zębów w celu zapobiegania wiązaniom lub redukcji próchnicy. Szczeliwo to może być produkowane z kompozycji składającej się z systemu polimeryzowanych żywic zawierających monomer akrylowy i co najmniej jeden barwnik wybrany z grupy składającej się z ekstraktu Annatto, ekstraktu kurkumy i ekstraktu kurkumy. [4]

***Corresponding author Aiswarya Dileep:** Katedra periodontologii, szkoła i szpital stomatologiczny Rajarajeswari, Bangalore, Indie; e-mail: dileepaiswarya438@gmail.com

4. Działanie antynikotynowe

Hamujące działanie olejku eterycznego wyizolowanego z Curcuma longa na właściwości mutantów Streptococcus zaobserwowano w stężeniach od 0,5 do 4 mg/ml. Wykazuje również znaczne zahamowanie przylegania mutantów S. do powlekanych śliną perełek hydroksylowo-apatytowych oraz zahamowanie powstawania mutanów S. w stężeniach wyższych niż 0,5 mg/ml. [7,8]

5. Jako lek wewnątrzkanałowy w endodoncji.

Przygotowanie chemiczno-mechaniczne jest kluczowym etapem kontroli zakażeń podczas leczenia kanałowego. Podczas etapów czyszczenia i formowania, oprzyrządowanie, nawadnianie sprzyja redukcji. Skuteczność kurkuminy w stosunku do biofilmu E faecalis w kanałach korzeniowych jest badana i porównywana z tym, że w przypadku podchlorynu sodu, kurkumina w porównaniu z NaOCI posiada nieprzyjemny smak, toksyczność, zdolność do usuwania warstwy maziowej i ograniczoną aktywność bakteryjną, wpływ na integralność strukturalną makrofagów zębiny, elastyczność i wytrzymałość na zginanie w przyszłości, a badania wykazały, że kurkumina może być stosowana jako środek nawadniający i wewnątrzkanałowy. [9]

6. W przednowotworowych zmianach chorobowych

Kurkumina ma swoją rolę w leczeniu różnych stanów przedrakowych, takich jak zwłóknienie podśluzówkowe jamy ustnej, leukoplakia, liszaj płaski jamy ustnej. Ekstrakt i olej z kurkumy wykazały onkoprofilaktykę w badaniach in vitro i in vivo na zwierzętach. Kurkuminoidy w dawkach G000 mg/d w 3 podzielonych dawkach były dobrze tolerowane i mogą udowodnić skuteczność w kontrolowaniu objawów i objawów liszaja płaskiego jamy ustnej. Kurkumina ma również obiecującą przyszłość w leczeniu włóknienia podśluzówkowego w jamie ustnej.

STOSOWANIE KURKUMY W CHOROBACH PRZYZĘBIA

1. Zapobieganie tworzeniu się płytki nazębnej i zapaleniu dziąseł

Badano właściwości przeciwzapalne kurkumy, wykazując istotne zmniejszenie stanu zapalnego. Bhandari i Shankwalkar stosowali kurkumę w postaci płynu do płukania jamy ustnej i uznali ją za skuteczny środek przeciwzapalny. [15]

***Corresponding author Aiswarya Dileep:** Katedra periodontologii, szkoła i szpital stomatologiczny Rajarajeswari, Bangalore, Indie; e-mail: dileepaiswarya438@gmail.com

Stwierdzono, że kurkumina posiada właściwości przeciwdrobnoustrojowe. Sugerowano, że kurkumina może być stosowana jako alternatywny środek przeciwdrobnoustrojowy przeciwko ciężkim infekcjom bakteryjnym. [17-19]

Waghmare et.al przeprowadził badanie kliniczne porównujące skuteczność płynu do płukania ust kurkumy i glukonianu chlorheksydyny w zapobieganiu zapaleniu dziąseł i gromadzeniu się płytki nazębnej u stu osób. Stwierdzono, że glukonian chlorheksydyny oraz płyn do płukania jamy ustnej kurkumy mogą być skutecznie stosowane jako uzupełnienie metod mechanicznej kontroli płytki nazębnej w zapobieganiu płytce nazębnej i zapaleniu dziąseł. Glukonian chlorheksydyny okazał się skuteczny, gdy rozważano jego właściwości antyplacowe. Autorzy stwierdzili również, że kurkuma jest zdecydowanie dobrym uzupełnieniem mechanicznej kontroli płytki nazębnej, a płyn do płukania jamy ustnej na bazie kurkumy ma znaczny potencjał, który można określić jako niskokosztowy środek kontroli płytki nazębnej. [16]

Piramal [20] i wsp. opisali skład do leczenia i profilaktyki chorób przyzębia przy użyciu bioadhezyjnego preparatu zawierającego kurkuminoidy jako substancję czynną. Skład obejmował kurkuminę, tetrahydrokurkuminę, bishydrocurcumin, surowy lek i ekstrakty rozpuszczalnikowe kurkumy longa, jeden lub więcej bioadhezyjnych polimerów, takich jak hydroksypropyloceluloza, hydroksypropyloceluloza, sodowa karboksymetyloceluloza, hydroksyetyloceluloza i chlorek sodu, wodorowęglan sodu lub mieszaniny oraz jedną lub więcej substancji pomocniczych. Ten doustnie stosowany skład może być stosowany w leczeniu zapalenia dziąseł i innych chorób przyzębia. [20,21]

Niyomploy et al [22] stwierdzili, że jedna frakcja surowych polisacharydów ekstrahowanych z kłączy dzikiej kurkumy, kurkumy aromatycznej salisb (Zingiberaceae) mogła istotnie hamować proliferację komórek fibroblastów dziąsłowych o 30%, podczas gdy druga frakcja mogła istotnie zahamować proliferację komórek fibroblastów dziąsłowych o 92%.

2. Lokalny system dostarczania leków

Behal i wsp. [23] przeprowadzili badanie mające na celu porównanie wpływu eksperymentalnego, lokalnego systemu podawania leku zawierającego 2% całą kurkumę (postać żelu) jako uzupełnienie skalowania i planowania korzeni z efektem uzyskanym przy użyciu skalowania i planowania korzeni wyłącznie poprzez ocenę ich wpływu na płytkę nazębną, zapalenie dziąseł, krwawienie na sondzie, głębokość kieszeni, względne poziomy przyłączenia i aktywność enzymatyczna "czerwonego kompleksu" mikroorganizmów, a mianowicie Bacteroides forsythus, Porphyromonasgingivalis i Treponema denticola w układzie rozszczepialnym

***Corresponding author Aiswarya Dileep:** Katedra periodontologii, szkoła i szpital stomatologiczny Rajarajeswari, Bangalore, Indie; e-mail: dileepaiswarya438@gmail.com

obejmującym osoby z przewlekłym zlokalizowanym i uogólnionym zapaleniem przyzębia. Autorzy doszli do wniosku, że 2% całego żelu kurkumy można skutecznie stosować jako dodatek do skalowania i strugania korzeni.

i jest bardziej skuteczny niż skalowanie i struganie korzeni w leczeniu kieszeni przyzębia.

3 Chirurgiczne gojenie ran

Habiboallah i wsp. [24] przeprowadzili badanie mające na celu porównanie efektów działania preparatu Curcuma longa ghee i leczenia ran dziąsłowych kwasem hialuronowym po operacji u psów beagle. Stwierdzono istotną różnicę w parametrach zapalnych i naprawczych procesu gojenia w odniesieniu do przypadków leczonych Curcuma longa. Wyniki sugerują pozytywny, potencjalny wpływ terapeutyczny na chirurgiczne gojenie się ran, w szczególności poprawę skutków leczenia periodontologicznego po zabiegu.

WNIOSEK

Kilka produkowanych komercyjnie kosmetyków i preparatów ajurwedyjskich zawiera kurkumę kasturi. Pielęgnacja skóry jest główną dziedziną zastosowania tej aromatycznej rośliny. Kłącze Curcuma aromatica jest również stosowane w lekach jako żołądek, karminatywa i emmenogogue dla chorób skóry, a ostatnio jako zdrowa żywność w Japonii.

***Corresponding author Aiswarya Dileep:** Katedra periodontologii, szkoła i szpital stomatologiczny Rajarajeswari, Bangalore, Indie; e-mail: dileepaiswarya438@gmail.com

REFERENCJE

1. Policja Jager. Kurmeryka. Kurmeryka: Medycyna ziołowa i tradycyjna. Arc Appl Sci Res. 2012:1 (2) 92-97.
2. Vasudev K, Hedge PL, Harini A. Farmakologiczne działania numeryczne (Curcuma longalinn): Recenzja. J Homeop Ayur Med 2013:2(4):133.
3. Kojima H, Yanai T, Toyota A. Składniki olejku eterycznego z kłączy japońskich i włoskich Curcuma aromatica. Planta Medica 1998:64: 380-381.
4. Cikrikci S, Mozioglu E, Yilmaz H. Aktywność biologiczna kurkuminoidów izolowanych z Curcuma longa. Rec Nat Prod 2008; 2:19-24.
5. Chaturvedi TP. Zastosowanie kurkumy w stomatologii: Aktualizacja. Indian J Dent Res 2009; 20: 1079.
6. Lawande SA. Zastosowania terapeutyczne kurkumy (Curcuma longa) w stomatologii: Obiecująca przyszłość. J Pharm Biomed Sci 2013; 27: 586 591.
7. Antharjanm RSD, Anita B: Kurkumina jako sposób leczenia nawracającego martwego zapalenia jamy ustnej. Raport ze sprawy. Kerala Dental Journal 2009, 32: 206-208.
8. Kumar P, Ansari SH. Ali J. Ziołowe środki lecznicze do leczenia chorób przyzębia - przegląd patentowy. Ostatnie patenty na dostawy i opracowanie leków z 2009 r.; 3: 221-228.
9. Neelakantan P, Subbarao C. Sharma S, Subbarao CV, Garcia Godoy F, Gutmann JL. Skuteczność kurkuminy wobec biofilmu Enterococcus feacalis. Acta Odoniologica Scandinavica 2013:71:1453-1457.
10. Chainani Wu23 N, Madden E, Lozzaada Nur F, Silverman S. Kurkuminoidy w dużych dawkach skutecznie redukują objawy i objawy liszaja płaskiego. J Am Acad Dermatol 2012:66:752-760.
11. Arora RB. Przeciwzapalne studia na kurkumie Long Indian. Indian J Med Res 1971; 59: 1289-1295.
12. Srimal RC, Deodhar. Farmakologia diferuloylmethane (kurkumina), niesteroidowy środek przeciwzapalny. Phormakologia kurkuminy 1979.12:34-39.
13. Ghatak N, Basu N. Kurkuminat sodu jako skuteczny środek przeciwzapalny. Ind J Exp Biol 1972: 10: 235.
14. Srivastav Arun Kumar, Sivaramakrishnan. Cytotosic i guz redukujący właściwości kurkuminy. Indian J Pharmac 1998, 20:95.
15. Bhandari H, Shankwalkar GB. Kliniczna ocena działania kombinacji leków nieegenijnych na płytkę nazębną, kamień i zapalenie dziąseł. Clin Oral Microbiol 1980, 10-108.
16. Waghmare PF, Chaudhari AU. Karhadkar VM, Jamkhande AS. Porównawcza ocena płynu do płukania jamy ustnej kurkumy i

***Corresponding author Aiswarya Dileep:** Katedra periodontologii, szkoła i szpital stomatologiczny Rajarajeswari, Bangalore, Indie; e-mail: dileepaiswarya438@gmail.com

chlorheksydyny w profilaktyce tworzenia się płytki nazębnej i zapalenia dziąseł: badanie kliniczne i mikrobiologiczne. J Contemp Dent Pract 2011: 12(4): 22124.

17. Han SH. Yu HH. Shin IHS, Lee SI, Kim KJGieong SI. Kurkumina o aktywności antybakteryjnej i kurkumina bizmetylo- kurkumina izolowana z kurkumy longa. Mikrobiologia i immunologia 2004:5:19-25.
18. Drake D, Halt S, Schwartz J, Mager D, Kozlowski VA. Wpływ czynników środowiskowych na bakterie jamy ustnej. Clin Oral Microbiol 2004; 108-115.
19. Na HS, Cha MH, Oh DR, Cho CW, Rhee JH, Kim YR. Mechanizm ochronny kurkuminy przed zakażeniem Vibrio vulnificus. FEMS Inmunol Med Microbiol 2011: 63: 35-362.
20. Piramal SA. Jathar SR, Sirwani RP. Malhotra P. Porównawcza ocena płynu do płukania jamy ustnej kurkumy i chlorheksydyny w profilaktyce tworzenia się płytki nazębnej i zapalenia dziąseł: badanie kliniczne i mikrobiologiczne. J Contemp Dent. Ćwiczenie 208, 54:32-40.
21. Kumar P. Ansari SH, Ali J. Herbal remedies for treatment of periodontal disease-a patents on drug delivery and formulation 2009, 3: 221-228.
22. Niyomploy P, Thunyakitpisal P, Karnchanat A, Sangvanich P. Komórkowe działanie proliferacyjne poliksyloz wyekstrahowanych z kłączy dzikiej kurkumy, Curcuma aromatyczna.Pharmaceutical Biology 2010;48(8): 932-7.
23. Behal R, Mali A M. Gilda SS, Paradkar AR. Ocena miejscowego systemu podawania leków zawierającego 2% żelu kurkumy, stosowanego jako uzupełnienie skalowania i planowania korzeni w przewlekłym zapaleniu przyzębia: badanie kliniczne i mikrobiologiczne. L. Indian Soc Periodontol 2011; 15:35-8.
24. Habiboallah G, Nasroallah S, Mahdi Z, Nasser MS, Massoud Z, Ehsan BN, Mina ZJ. Histopatologiczna ocena preparatu Curcuma longa-ghee i kwasu hialuronowego na gojenie dziąseł u psów. Etnofarmakol 2008, 120(3):335-41.

***Corresponding author Aiswarya Dileep:** Katedra periodontologii, szkoła i szpital stomatologiczny Rajarajeswari, Bangalore, Indie; e-mail: dileepaiswarya438@gmail.com

ROZDZIAŁ 14

MEDYCYNA ZINTEGROWANA, [ZIOŁOWO-TRIFALA] I PERIODONTOLOGIA

Aiswarya Dileep*1, Krishna Kripal1 ,C.Kavita1

1Oddział Periodontologii, Kolegium Stomatologiczne i Szpital Rajarajeswari, Bangalore, Indie

Streszczenie: Amalaki znany jest pod nazwą botaniczną Embelica officinalis oraz Phyllanthus officinalis. Amalaki jest również znany w sanskrycie jako Dhatri (pielęgniarka), który jest odniesieniem do jego niesamowitych właściwości leczniczych. Amalaki można przyjmować indywidualnie w postaci proszku lub jako konfekcję. Amalaki jest korzystnym ziołem, jednak należy podjąć środki ostrożności w przypadku pacjentów wykazujących objawy czerwonki.

INTRODUKCJA

Triphala jest jednym z dobrze znanych indyjskich ziołowych preparatów ajurwedyjskich składających się z suszonych i sproszkowanych owoców trzech roślin leczniczych, a mianowicie Terminalia BellericaRoxb (Bibhitaki), Terminalia chebula Retz (Haritaki) i Embellica officinalis Gaertn (Amalaki), Formuła składa się z jednakowych proporcji osierdzia tego mirobalana. Jest takie ludowe powiedzenie w Indiach, które mówi: "Nie ma matki? Nie martw się tak długo, jak długo masz Triphala" Jest to aluzja do przekonania, że Triphala dba o organy wewnętrzne, podobnie jak matka opiekuje się swoimi dziećmi. [2] a wśród ziół przeczyszczających Triphala jest "najbezpieczniejsza i najbardziej wzmacniająca". [3]

Triphala została opisana w starożytnym tekście ajurwedyjskim jako Tridoshicrasuyana, środek terapeutyczny o równoważącym i odmładzającym wpływie na trzy humory lub elementy konstytucyjne w ajurwedyjskim vata, pitta i kapha. Terminalia chebulaRetz i Terminalia BellericaRoxb mają ciepłą energię, podczas gdy Embellica officinalis Gaertn jest chłodną naturą. Triphala jest kombinacją wszystkich trzech jest zbalansowana, co czyni ją użyteczną jako wewnętrzna formuła oczyszczająca, detoksykująca. Jest uważana za ważną rajanę i dobry środek przeczyszczający w medycynie ajurwedyjskiej. Receptura na ten tradycyjny suplement ziołowy opisana jest w tradycyjnych indyjskich tekstach, Charaka i Susruna Sambina.

***Corresponding author Aiswarya Dileep:** Katedra periodontologii, szkoła i szpital stomatologiczny Rajarajeswari, Bangalore, Indie; e-mail: dileepaiswarya438@gmail.com

ZASTOSOWANIA TRIPHALI W CHOROBACH JAMY USTNEJ

1. Aktywność przeciw próchnicy

Pomimo kilku dostępnych na rynku antypłytkowych agentów, poszukiwanie skutecznego agenta nadal trwa. Kilka niepożądanych skutków ubocznych związanych z tymi czynnikami stymulowało poszukiwanie alternatywnych czynników. Rośliny lub produkty roślinne stosowane w ludowych gabinetach stomatologicznych lub przepisane w unani, homeopatycznych lub ajurwedycznych środkach leczniczych zyskują teraz na znaczeniu ze względu na ich uznane właściwości lecznicze.

Terminalia chebula jest cenna w zapobieganiu i leczeniu wielu chorób jamy ustnej, takich jak próchnica, gąbczaste i krwawiące ignamy, zapalenie dziąseł i zapalenie jamy ustnej. Ekstrakt może skutecznie zapobiegać tworzeniu się płytki nazębnej na powierzchni zęba, ponieważ hamuje adherencję wywołaną sacharozą i agregację glukaninową, czyli dwa procesy sprzyjające kolonizacji organizmu na powierzchni zęba. Tak więc wyciąg z chebuli może być skutecznym środkiem w leczeniu zębów próchnicowych, dzięki zdolności do zahamowania wzrostu i gromadzenia się mutunów na powierzchni zęba. Zapobiegłoby to gromadzeniu się kwasów na powierzchni zęba, a tym samym dalszej demineralizacji i rozpadowi szkliwa. [4]

2. Triphala jako środek do nawadniania kanałów korzeniowych

Pierwotne infekcje endodontyczne są wywoływane przez mikroorganizmy jamy ustnej, które są zazwyczaj oportunistycznymi patogenami, które mogą wniknąć do kanału korzeniowego zawierającego martwą tkankę i zapoczątkować proces zakaźny. Liczba fakultatywnych bakterii beztlenowych wzrasta, gdy kanał korzeniowy pozostaje zainfekowany przez długi czas. Enterococcus faecalis, fakultatywny beztlenowo-gram-dodatni coccus, jest najczęściej hodowanym Enterococcus sp. z nieleczących przypadków endodontycznych. Podchloryn sodu (Na0CI) jest skutecznym środkiem irygacyjnym stosowanym do eliminowania biofilmów E. faecalis in vitro, ale jego głównymi wadami są nieprzyjemny smak, wysoka toksyczność i niemożność usunięcia warstwy maziowej.

Triphala wykazała znaczną aktywność antybakteryjną przeciwko trzy- i sześciotygodniowym biofilmom. Stosowanie ziołowych alternatyw jako nawadniania kanałów korzeniowych może okazać się korzystne, biorąc pod uwagę kilka niepożądanych cech NaOCI. [1]

***Corresponding author Aiswarya Dileep:** Katedra periodontologii, szkoła i szpital stomatologiczny Rajarajeswari, Bangalore, Indie; e-mail: dileepaiswarya438@gmail.com

UŻYCIE TRIPHALI W ZAPALENIU PRZYZĘBIA

1. Aktywność przeciwkolagenazowa triphali

Metaloproteinazy macierzowe odgrywają istotną rolę w niszczeniu przyzębia, a wiedza ta prowadzi do nowej koncepcji obejmującej hamowanie chemioterapeutyczne tych enzymów. Doksycyklina jest najsilniejszą tetracykliną do inhibicji żelatynazy kolagenazowej. Jednak długoterminowa terapia tetracyklinowa ma pewne wady. Stosowanie wyciągu z produktów ziołowych w leczeniu chorób przyzębia nie wywołuje skutków ubocznych związków tetracykliny oraz innych leków syntetycznych. Triphala ma silne działanie hamujące przeciwko kolagenazie typu PMN, zwłaszcza MMP9 przy stężeniu 1500 g/ml, co jest dobrze wpisane w profil bezpieczeństwa badań toksykologicznych. [5]

2. Antybakteryjne i przeciwutleniające działanie triphali

Działanie przeciwbakteryjne i przeciwutleniające Triphali zostało udowodnione in vitro, ponieważ wykazano, że hamuje ona Streptococcusmutans w stężeniu zaledwie 50 µg/ml. Ten efekt antyplacowy może być prawdopodobnie spowodowany kwasem garbnikowym w Triphala, który jest dobrze adsorbowany do grup na powierzchni komórek bakteryjnych, co prowadzi do denaturacji białek i ostatecznie do śmierci komórek bakteryjnych.

Silną aktywność przeciwutleniającą Triphali można przypisać T: belerica, która jest najaktywniejszym przeciwutleniaczem, a następnie E. officinalis i T chebula. Główne składniki T. Belerica to kwas galusowy i elagowy: E officinalis ma kilka pochodnych kwasu galusowego, w tym epigalokatechingallate i w T. chebula, kwas galusowy jest głównym składnikiem. Obecność tych aktywnych składników o charakterze fenolowym może być odpowiedzialna za zmiatanie wolnych rodników. [6]

3. Triphala jako płyn do płukania jamy ustnej

Leki ajurwedyjskie były używane od czasów starożytnych. Płukanki doustne z nich wykonane są stosowane w terapii periodontologicznej. Triphala jest jednym z nich z szerokim spektrum działalności Według Sushruta Samhita, triphala może być stosowany jako środek gargling w chorobach zębów.

***Corresponding author Aiswarya Dileep:** Katedra periodontologii, szkoła i szpital stomatologiczny Rajarajeswari, Bangalore, Indie; e-mail: dileepaiswarya438@gmail.com

0,6% Płyn do płukania jamy ustnej Triphala wykazał znaczną aktywność przeciwwęzłową, która jest porównywalna z działaniem chlorheksydyny bez posiadania wad w postaci przebarwień zębów i przy znacznie mniejszych kosztach, chociaż nie było dowodów na re-mineralizację struktury zęba. [7]

Płyn do płukania jamy ustnej w połączeniu ze skalowaniem i struganiem korzeni wykazał istotne zmniejszenie wskaźników higieny jamy ustnej, płytki nazębnej, dziąseł i higieny jamy ustnej bez oznak przebarwień zębów w wieku 7, 30 i 45 dni, co było porównywalne ze zmniejszeniem uzyskanym dzięki płukaniu jamy ustnej chlorheksydyną w połączeniu ze skalowaniem i planowaniem korzeni. [8]

Płyn do płukania jamy ustnej Triphala dwukrotnie dziennie w połączeniu z metronidazolem 400 mg trzykrotnie dziennie w porównaniu z 0,2% chlorheksydyną z metronidazolem 400 mg trzykrotnie dziennie oraz płyn do płukania jamy ustnej Triphala z proszkiem doustnym Triphalain w miesięcznym badaniu wykazano poprawę wskaźników klinicznych w zakresie zmniejszenia ruchomości zębów, głębokości kieszeni, krwawiących dziąseł, wrażliwości na gorąco i zimno oraz tworzenia się kamienia nazębnego z minimalnym nawrotem we wszystkich parametrach klinicznych. [9]

WNIOSEK

Bibhitaki jest rośliną odmładzającą i korzystną jako tonik dla Kapha. Jest to silne zioło przeczyszczające i ściągające, oczyszcza i tonizuje jelita. Bibhitaki, chociaż ogrzewanie w przyrodzie nie zaszkodzi pitt. Jest skuteczny w walce z kamieniami i nagromadzeniami kapha. W przypadku spożycia w nadmiarze, Bibhitaki pogorszy stan Vata i należy zachować ostrożność w stosunku do osób wykazujących objawy wysokiego Vata.

Według Encyklopedii Ayurvedy, Bibhitaki jest ziołem, które działa na tkanki "osocza, mięśni i kości" oraz układy trawienne, wydalnicze, nerwowe, oddechowe. Ponadto, działania Bibhitaki są antyhelmintyczne, antyseptyczne, ściągające, wykrztuśne, przeczyszczające, litotrytyczne, odmładzające, tonizujące".

***Corresponding author Aiswarya Dileep:** Katedra periodontologii, szkoła i szpital stomatologiczny Rajarajeswari, Bangalore, Indie; e-mail: dileepaiswarya438@gmail.com

REFERENCJE

1. Prabhakar J, Senthilkumar M. Priya MS, Mahalakshmi K, Sehgal PK, Sukumaran VG. Ocena skuteczności przeciwdrobnoustrojowej roślinnych alternatyw (Triphala i polifenoli z zielonej herbaty), MTAD i 5% podchlorynu sodu w stosunku do biofilmu Enterococcus faecalis powstałego na podłożu zęba: Badanie in vitro. J Endod 2010:36:83-86.
2. Bali chouhan. Triphala: kompleksowy przegląd ajurwedyjski. Int. J.Res. Ayurveda Pharm.2008: 5(1): 717-721.
3. Frawley, D. Ayurvedic Healing, A Comprehensive Guide. 2003; 124.
4. Jagtap AG, Karkera SG. Potencjał wyciągu wodnego z szachownicy Terminalia jako środka przeciwobjawowego. J Ethnopharmacol 1999; 68: 299-306.
5. Abraham S, Kumar MS, Sehgal PK, Nitish S. Jayakumar ND. Ocena inhibitywnego wpływu Triphali na typ PMN Matrix Metalloproteinase (MMP-9). J Periodontol 2005:76:497-502.
6. Jagdish L, Anand Kumar VK, Kaviyarasan V. Effect of Triphala on dental biofilm. Indian J Sci Technol 2009; 2: 30-33.
7. Tandon S, Gupta K, Rao S. Malagi KJ. Wpływ płynu do płukania jamy ustnej Triphala na stan próchnicy. Int J Ayurveda Res 2010; 1: 93-99.
8. Desai A, Anil, Debnath S. Badanie kliniczne mające na celu ocenę efektów działania Triphali jako płynu do płukania jamy ustnej w porównaniu z chlorheksydyną uogólnionego przewlekłego zapalenia przyzębia. Indian J Dent Adv 2010; 2: 243-7.
9. Maurya DK, Mittal N, Sharma KR, Nath G. Rola triphali w leczeniu chorób przyzębia. Anc Sci Life 1997; 17: 120-127.

***Corresponding author Aiswarya Dileep:** Katedra periodontologii, szkoła i szpital stomatologiczny Rajarajeswari, Bangalore, Indie; e-mail: dileepaiswarya438@gmail.com

ROZDZIAŁ 15

MEDYCYNA ZINTEGROWANA [ZIOŁO-PUNICA GRANATUM L. (GRANAT) I PERIODONTOLOGIA

Aiswarya Dileep*1, Krishna Kripal1

1Oddział *Periodontologii, Kolegium Stomatologiczne i Szpital Rajarajeswari, Bangalore, Indie*

Streszczenie: W ciągu ostatniej dekady poczyniono znaczne postępy w ustanawianiu mechanizmów farmakologicznych dla granatu i poszczególnych składników odpowiedzialnych za ...ich. Ekstrakty wszystkich części owocu wydają się mieć właściwości lecznicze, a niewiele badań wskazuje, że kora, korzenie i liście drzewa mają również przewagę leczniczą. Ostatnie badania wskazują, że najbardziej korzystnymi terapeutycznie składnikami granatu są ellagowy kwas elagitaniny (w tym punikalaginy), kwas punkowy, flawonoidy, antocyjany, antocyjany oraz estrogenowe flawonole i flawony.

INTRODUKCJA

Granat, punicagranatum, starożytny, mistyczny i bardzo charakterystyczny owoc, jest dominującym członkiem dwóch gatunków z rodziny punicaceae. Został on pochwalony w czasach starożytnych w starym testamencie Biblii, żydowskiej i babilońskiego błota jako święty owoc nadający moc płodności, obfitości i szczęścia. W ceremoniach, sztuce i mitologii Egipcjan i Greków było to również ważne miejsce, a także osobisty emblemat świętego cesarza rzymskiego. Granat jest symbolem i urządzeniem heraldycznym starożytnego miasta Granada w Hiszpanii - od którego miasto otrzymuje swoją nazwę. Nazwa rodzaju, Punica, była rzymską nazwą dla karthage, gdzie rosły najlepsze granaty. Granat jest znany przez Francuzów jako granat. [1]

Granat pochodzi z obszaru Iranu do Himalajów w północnych Indiach i był uprawiany i naturalizowany w całym regionie śródziemnomorskim od czasów starożytnych. W rzeczywistości granat jest powszechnie uprawiany w całym Iranie, Indiach, krajach śródziemnomorskich oraz w bardziej suchych częściach Azji Południowo-Wschodniej, Malezji, Indiach Wschodnich i tropikalnej Afryce oraz, do pewnego stopnia, w Stanach Zjednoczonych (bardziej suche części Kalifornii i Arizony), Chinach, Japonii i Rosji. [2]

***Corresponding author Aiswarya Dileep:** Katedra periodontologii, szkoła i szpital stomatologiczny Rajarajeswari, Bangalore, Indie; e-mail: dileepaiswarya438@gmail.com

WŁAŚCIWOŚCI BIOLOGICZNE I ZASTOSOWANIE TERAPEUTYCZNE GRANATU

Obecnie istnieje duże zainteresowanie środowiska naukowego funkcjonalnymi właściwościami granatu. Istnieje kilka prac naukowych odnoszących się do właściwości funkcjonalnych (przeciwutleniacz, środki przeciwdrobnoustrojowe lub do zwalczania chorób naczyniowych, cukrzycy i nowotworów) granatu i jego pochodnych, takich jak sok, olej z nasion, skórka i tak dalej. Jednakże, te skutki potrzebują silniejszego wsparcia naukowego. Owoc granatu może być brany pod uwagę, ponieważ posiada cenne związki w różnych częściach owocu, które wykazują działanie funkcjonalne i lecznicze. Mogą one działać jako przeciwutleniacz, jako leki przeciwwirusowe lub przeciwwątrobowe oraz poprawiają stan zdrowia sercowo-naczyniowego. Stwierdzono, że mają one właściwości przeciwdrobnoustrojowe, przeciwzapalne, przeciwwirusowe, przeciwcukrzycowe i mogą poprawić stan zdrowia jamy ustnej i skóry. Pomagają one zapobiegać chorobie Alzheimera i poprawiają jakość plemników oraz zaburzenia erekcji u pacjentów płci męskiej. Jednak niewiele dobrze kontrolowanych badań klinicznych zostało zakończonych, a efekty te nie zostały ustalone w sposób trwały. Lansky i Newman, którzy wskazali, że znacznie głębsze badanie tego szybko rosnącego pola jest wymagane do oceny ogólnej wartości i bezpieczeństwa granatu jako nienaruszonego owocu lub różnych ekstraktów pochodzących ze składników granatu. [2]

ZASTOSOWANIA W CHOROBACH JAMY USTNEJ

1. Aftyjskie zapalenie jamy ustnej

   10% miejscowy żel granatowy skutecznie zmniejszał nawracające aftyjskie bóle jamy ustnej i czas całkowitego wygojenia owrzodzeń. Wynika to z właściwości przeciwzapalnych, przeciwutleniających i przeciwdrobnoustrojowych granatu. [3]

2. Zmniejszenie odruchu knebelkowego

   Pastylka do ssania ekstraktu z granatu w 80% była w stanie zmniejszyć odruch knebelowy w podniebieniu miękkim do 88,5%, a w migdałkach do 92,5%. Efekt ten może być spowodowany obecnością tanin , które mają działanie znieczulające. [4]

***Corresponding author Aiswarya Dileep:** Katedra periodontologii, szkoła i szpital stomatologiczny Rajarajeswari, Bangalore, Indie; e-mail: dileepaiswarya438@gmail.com

3. Zapalenie jamy ustnej protezy zębowej

Wyciąg z kory punicagranatum na bazie żelu był skuteczny w leczeniu protetycznego zapalenia jamy ustnej równie skutecznie jak mikonazol. [5]

4. Aktywność przeciw próchnicy

Mutany Streptococcus (s. Mutans) uważane są za główną próchnicę powodującą patogen. S. Mutans wykazał wysoką wrażliwość na granat.[6] Ekstrakt z owoców granatu był aktywny przeciwko S. Sanguis, S. Mutans i streptococcus mitis (S. Mittis) poprzez kontrolę ich przyczepności do powierzchni szkła i że może być stosowany w celu zapobiegania przywieraniu różnych mikroorganizmów w jamie ustnej. [7]

W ostatnich badaniach in vitro, ekstrakt z miąższu granatu wykazał bardzo istotny efekt hamujący przy 5% 25% 50% i 100% w porównaniu z S. Mutans w porównaniu z aloesem i sorbitolem. Działanie to jest prawdopodobnie spowodowane właściwościami przeciwdrobnoustrojowymi garbników. [8] Pomengranat może być potencjalnym środkiem przeciwariogennym ze względu na jego właściwość do hamowania s. Mutans.

GRANAT W CHOROBACH PRZYZĘBIA

Płytka nazębna jest warunkiem koniecznym dla rozwoju chorób przyzębia. Bakterie obecne w płytce nazębnej mają bezpośredni wpływ patologiczny na tkanki przyzębia. Udowodniono, że zapalenie przyzębia występuje z powodu różnych innych mechanizmów pośrednich, poza bezpośrednim działaniem patogenów przyzębia.
Lipopolisacharydy bakteryjne stymulują produkcję cytokin katabolicznych i mediatorów zapalnych, w tym metabolitów kwasu arachidonowego, takich jak prostaglandyna E2, interleukina (1). interleukina-6 (IL-6), TNF-a (czynnik martwicy nowotworu α. Te cytokiny i mediatory zapalne stymulują uwalnianie enzymów pochodzenia tkankowego, metaloproteinaz matrycy, które powodują zniszczenie macierzy pozakomórkowej i kości. [9]

Reaktywne gatunki tlenu są również uważane za główną etiologię przesadnej reakcji zapalnej w patogenezie paradontozy. Te reaktywne formy tlenu wraz z

***Corresponding author Aiswarya Dileep:** Katedra periodontologii, szkoła i szpital stomatologiczny Rajarajeswari, Bangalore, Indie; e-mail: dileepaiswarya438@gmail.com

bezpośrednim uszkodzeniem tkanek przyzębia mogą również aktywować kluczowe jądrowe czynniki transkrypcyjne, takie jak aktywator receptora czynnika jądrowego kappa β (NfKβ) i aktywowane białko-I (ap-l). Te jądrowe czynniki transkrypcyjne mają pozytywny wpływ na transkrypcję genów dla kluczowych mediatorów prozapalnych i stymulację osteoklastogenezy. [9]

Głównym składnikiem kwasów tłuszczowych z granatu, kwasu punynowego, jest doskonały związek przeciwzapalny z właściwościami hamującymi produkcję prostaglandyn. 10] Wyciskany na zimno olej z pestek granatu hamuje aktywność enzymów cyklooksygenazy i lipoksygenazy in vitro. Oba te enzymy są kluczowymi enzymami w produkcji różnych mediatorów zapalnych. Ekstrakt z owoców granatu ma szerokie działanie hamujące ekspresję metaloproteinaz (MMPs) i Interleukin- 1 (I-1By indukowane niszczenie tkanek. Oprócz powyższego mechanizmu, przeciwzapalne działanie granatu ze względu na jego działanie immunoregulacyjne na makrofagi oraz limfocyty T i B. [11]

Ekstrakt z granatu wykazywał aktywność przeciwzapalną poprzez hamowanie aktywności NF- kβ (czynnik jądrowy kappa-β) oraz zapobieganie aktywacji Euk-1 lub Euk-2 (mitogenu aktywowanego w kaskadach kinaz). Zmniejszono również brak (tlenek azotu) i PGE2; synteza w komórkach jelitowych kakao-2. Kwas elagowy hamował aktywację NF-b poprzez mechanizm ik-b (inhibitor czynnika jądrowego kappa b) fosforylacji. 10] Blokowanie szlaków sygnalizacji zapalnej komórek Nf-kß, które wytwarzają różne czynniki niszczące, może być potencjalną strategią zapobiegania resorpcji kości spowodowanej zapaleniem i obiecującym mechanizmem leczenia paradontozy. 9, 12] Spożycie doustne bogatego w polifenol ekstraktu z owoców granatu hamowało enzymy cox-1 i cox-2. Zahamował również produkcję IL-Ip indukowaną nie i PGE2. [13] Znaczne zmniejszenie krwawienia z dziąseł zaobserwowano po stomatologii zawierającej granat. 14] Granat może być korzystny w leczeniu paradontozy, ponieważ posiada doskonałe działanie przeciwzapalne.

Ekstrakty z granatu mają zdolność zmiatania wolnych rodników i zmniejszania stresu oksydacyjnego w makrofagach oraz peroksydacji lipidów. Granat może wywoływać efekt przeciwdziałający zapaleniu dziąseł, ponieważ flawonoidy posiadają bezpośrednie właściwości przeciwutleniające [15] oraz efekty pośrednie poprzez zwiększenie aktywności wychwytywania wolnych rodników przez katalazę enzymów wątrobowych, dimutazę supertlenkową i peroksydazę.

***Corresponding author Aiswarya Dileep:** Katedra periodontologii, szkoła i szpital stomatologiczny Rajarajeswari, Bangalore, Indie; e-mail: dileepaiswarya438@gmail.com

Sastravaha et el. stwierdzili we wstępnych badaniach, że lokalna dostawa ekstraktów z centellaasiatica i punicagranatum po skalowaniu i struganiu korzeni wykazała znaczną poprawę głębokości kieszeni i poziomu przyczepności w porównaniu z placebo. Wyciąg z punicagranatum może zapewnić synergiczne działanie w stabilizacji kolagenu, ponieważ garbniki mają powinowactwo do białek, tworząc w ten sposób wiązania z włóknami kolagenowymi. W dalszych badaniach obserwowano istotną poprawę parametrów przyzębia oraz spadek IL-1β i IL-6 w porównaniu z sytuacją wyjściową. [17]

Składniki granatu mogłyby promować zdrowie jamy ustnej, w tym zmniejszać ryzyko zapalenia dziąseł. Trzykrotne płukanie jamy ustnej ekstraktem z granatu rozpuszczonym w wodzie zwiększyło poziom aktywności przeciwutleniającej i zmniejszyło aktywność aminotransferazy asparaginianowej. Aspartate aminotransferase jest uważany za skuteczny wskaźnik uszkodzenia komórek i jest podwyższony wśród pacjentów z paradontozą. [19]

Poziom białek w ślinie jest wyższy wśród pacjentów z paradontozą, skorelowanych z płytką nazębną tworzącą zawartość bakterii. Próbki śliny wykazywały istotny spadek poziomu białka po płukaniu granatem płynu do płukania jamy ustnej, co wskazuje na jej aktywność antybakteryjną. [20]

Flawonoidy granatu wykazują działanie antybakteryjne in vitro przeciwko zapaleniu dziąseł wywołującemu mikroorganizmy, [21] streptococcus sanguis (S. Sanguis) był wrażliwy na hamujące działanie ekstraktu granatu podobne do chlorheksydyny. S. Sanguis jest znany jako kolonizator w tworzeniu płytki nazębnej. Możliwą przyczyną tego działania antybakteryjnego są garbniki, które zwiększają bakteriolizę, zakłócają mechanizmy przywierania bakterii na powierzchnie zębów. Natomiast wyciąg z kory owoców granatu wykazał lepsze zahamowanie wzrostu S. Sanguis, Streptococcus sobrinus i lactobacillasei w porównaniu z lo chlorheksydyną. 23] Hydroalkoholowy ekstrakt z granatu z płukania jamy ustnej zmniejszył liczbę jednostek tworzących kolonie bakterii tworzących płytkę nazębną o 84% w stosunku do chlorheksydyny (79% zdrowych pacjentów. Ekstrakt z granatu tłumił również zdolność płytki nazębnej tworzącej mikroorganizmy do przylegania do powierzchni zęba. Granat może być alternatywą dla zapobiegania powstawaniu i leczenia płytki nazębnej. [24]

10% żel z granatu punica granatum nie był skuteczny w zapobieganiu tworzeniu się płytki nazębnej i zapalenia dziąseł, natomiast żel granatowy (5g karboksymetylocelulozy w 100 ml soku z granatu) wykazywał doskonałe działanie

***Corresponding author Aiswarya Dileep:** Katedra periodontologii, szkoła i szpital stomatologiczny Rajarajeswari, Bangalore, Indie; e-mail: dileepaiswarya438@gmail.com

przeciwdziałające zapaleniu dziąseł i znaczne obniżenie punktacji płytki nazębnej, gdy jest stosowany jako dodatek do mechanicznego usuwania kamienia nazębnego.

Ostatnie badania wykazały, że płyn do płukania jamy ustnej granatu ma działanie antybakteryjne przeciwko agregacyjnymacterinomycetemcomitans (aa), p.gingivalis, prevotella intermedia, które są najważniejszymi patogenami przyzębia[15]. Punicagranatum wykazuje działanie przeciwdrobnoustrojowe przeciwko eikenellacorrodens, który jest wtórnym kolonizatorem w tworzeniu biofilmu na powierzchni zęba znacznie bardziej niż chlorheksydyna. Płukanie 30 ml soku granatowego było skuteczne w redukcji o 32% jednostek tworzących kolonie organizmów tworzących płytkę nazębną. 26] Płyn do płukania jamy ustnej granatu stosowany dwa razy dziennie przez piętnaście dni powodował skuteczniejsze zmniejszenie liczby dziąseł i krwawienia na wynikach sondażu w porównaniu z chlorheksydyną. 27] Żel granatowy stosowany jako dodatek z mechanicznym oczyszczaniem był skuteczny w leczeniu zapalenia dziąseł z poprawą parametrów klinicznych i mikrobiologicznych. Wśród 92 pacjentów, którym polecono stosowanie pasty do zębów, zawierającej granat wraz z innymi ziołami, zaobserwowano istotną poprawę wskaźników płytki nazębnej, dziąseł i krwawienia. Dzięki swoim właściwościom antybakteryjnym granat może być doskonałym uzupełnieniem konwencjonalnej terapii periodontologicznej jako środek przeciwbakteryjny.

Mówi się, że głębokie kieszenie przyzębia są związane z zakażeniem Helicobacter pylori. [29] Podwyższony poziom H. Pylori został wykryty w jamach ustnych pacjentów z paradontozą. [30-32] Granat wykazał znaczące działanie antybakteryjne przeciwko H.Pylori. Dlatego granat może być korzystny w leczeniu zapalenia przyzębia.

Ekstrakty granatu okazały się skuteczne w zwalczaniu wirusa opryszczki. Ostatnio sugerowano, że wirusy opryszczki mogą być przyczyną zniszczenia tkanek przyzębia. Wirus opryszczki może inicjować i przyspieszać progresję zapalenia przyzębia ze względu na jego potencjał stymulowania uwalniania cytokin z komórek gospodarza, upośledza mechanizmy obronne gospodarza, co skutkuje zwiększoną zjadliwością bakterii periodontopatycznych będących rezydentami. Stąd granat z jego właściwościami przeciwwirusowymi mógłby również leczyć paradontiis. Ostatnie badania wykazały, że ekstrakt ze skórki granatu ma niezwykły wpływ na trichomonie i może być stosowany w leczeniu ostrego wrzodziejącego zapalenia dziąseł. [34]

Ekstrakt z granatu znany jest z właściwości leczniczych ran. Wiadomo, że powoduje zwiększoną migrację i proliferację fibroblastów, powstawanie kolagenu i angiogenezy. [35-37] 5% 10%, a 15% ekstrakt metanolu w postaci maści z granatu

***Corresponding author Aiswarya Dileep:** Katedra periodontologii, szkoła i szpital stomatologiczny Rajarajeswari, Bangalore, Indie; e-mail: dileepaiswarya438@gmail.com

zaowocowało całkowitym i szybszym gojeniem się ran. Właściwości lecznicze rany można przypisać obecności garbników i polifenoli. [39]

Quorum sensing to zdolność bakterii obecnych w biofilmie do komunikacji między sobą. Płytka nazębna to biofilm. Quorum sensing odgrywa ważną rolę w ekspresji genów dla rozwoju oporności na antybiotyki, promując wzrost bakterii niezbędnych dla biofilmu i zniechęcając konkurentów do wzrostu. Przeszkadzanie z sygnałami quorum sensing może być potencjalną strategią kontroli chorób. [41]

WNIOSEK

Owoc granatu może być brany pod uwagę, ponieważ posiada cenne związki w różnych częściach owocu, które wykazują działanie funkcjonalne i lecznicze. Mogą one działać jako przeciwutleniacz, jako leki przeciwwirusowe lub przeciwwątrobowe oraz poprawiają stan zdrowia sercowo-naczyniowego. Stwierdzono, że mają one właściwości przeciwdrobnoustrojowe, przeciwzapalne, przeciwwirusowe, przeciwcukrzycowe i mogą poprawić stan zdrowia jamy ustnej i skóry. Pomagają one zapobiegać chorobie Alzheimera i poprawiają jakość plemników oraz zaburzenia erekcji u pacjentów płci męskiej. Jednak niewiele dobrze kontrolowanych badań klinicznych zostało zakończonych, a efekty te nie zostały ustalone w sposób trwały. Lansky'ego i nowicjusza, którzy wskazali, że znacznie głębsze badanie tego szybko rosnącego pola jest niezbędne do oceny ogólnej wartości i bezpieczeństwa granatu jako nienaruszonego owocu lub różnych ekstraktów pochodzących ze składników granatu.

KONFLIKT INTERESÓW: Brak Deklaracja

UZNANIE: Brak Deklaracja

***Corresponding author Aiswarya Dileep:** Katedra periodontologii, szkoła i szpital stomatologiczny Rajarajeswari, Bangalore, Indie; e-mail: dileepaiswarya438@gmail.com

REFERENCJE

1. Jurenka J. Zastosowania terapeutyczne granatu (Punica granatum L.): A Review.Alternative Medicine Review2008; 13(2): 128-144.
2. Viuda Martos M, Fernandez Lopez J, Perez Alvarez J A. Pomegranate i jego wiele elementów funkcjonalnych związanych ze zdrowiem człowieka: Recenzja. Kompleksowe przeglądy w dziedzinie nauk o żywności i bezpieczeństwa żywności 2010; 9: 635-654.
3. Ghalayani P, Zolfaghary B, Farhad AR, Tavangar A, Soleymani B. Skuteczność ekstraktu punica granatum w leczeniu powracających stomatiis apthous. J Res Pharm Practices. 2013; 2:88-92.
4. Hekmatian E, Shadmehr E, Asghari G. Effecet z ekstraktu z granatu skórki pastylki na odruchu knebla u pacjentów stomatologicznych. Dziennik Isfahan Dental School. 2011; 7: 229-35.
5. Vasconcelos LC, Sampaio MC, Sampaio FC, Higino JS. Stosowanie punica granatum jako środka przeciwgrzybiczego przeciwko kandydozie związanej z protetycznym zapaleniem jamy ustnej. Mycoses. 2003; 46:192-6.
6. Oliveira JR, Castro VC, das Gracas Figueiredo Vilela P, Camargo SE, Carvalho CA, Jorge AO, et al. Cytotoksyczność brazylijskich ekstraktów roślinnych wobec doustnych mikroorganizmów interesujących stomatologię. BMC Complement Alternative Med. 2013; 13:208-210.
7. Vasconcelos LC, Sampaio FC, Sampaio MC, Pereira Mdo S, Higino JS, Peixoto MH. Minimalne stężenie hamujące punica granatum Linn (granat) żel przeciwko S.mutan, S. Mitis i C. albicans. Braz Dent J. 2006; 17:223-7.
8. Subramaniam P, Dwivedi S, Uma E, Girish Babu KL. Wpływ ekstraktu z granatu i aloesu na mutany streptococcus: Badanie in vitro. Hipotezy Denta. 2010; 3: 99-105.
9. Ishikawa I. Gospodarz odpowiada na choroby przyzębia: Podgląd. Periodontol 2000. 2007; 43:9-13.
10. Arun N, Singh DP. Punica granatum: Przegląd właściwości farmakologicznych i terapeutycznych.IJPSR.2012; 3:1240-5.
11. Gracious Ross R. Selvasubramanian S, Jayasundar S. Immunomodulatory activity of Punica granatumin królików - badanie wstępne. J Ethnopharmacol. 2001; 78: 85-7.
12. Koide M, Kinugawa S, Takahashi N, Udgawa N. Osterelastyczna resorpcja kości wywołana wrodzoną reakcją immunologiczną. Periodontol 2000.2010; 54: 235-46.

***Corresponding author Aiswarya Dileep:** Katedra periodontologii, szkoła i szpital stomatologiczny Rajarajeswari, Bangalore, Indie; e-mail: dileepaiswarya438@gmail.com

13. Shukla M, Gupta K, Rasheed Z, Khan KA, Haqqi TM. Dostępne biologicznie składniki/metabolity granatu (Punica granatum L) w sposób preferencyjny hamują aktywność cox2 ex vivo oraz produkcję PGE 2 wywołaną przez IL-Ibeta w ludzkich chondrocytach in vitro. J Inflamm 2008; 5: 9-12.
14. Pereira JV, Pereira MDSV, Higino JS, Sampio FC, Alves PM, Araujo CRF. Badania z ekstraktem z Punica granatun Linn. (Granat): Działanie przeciwdrobnoustrojowe "in vitro" i ocena kliniczna pasty do zębów na mikroorganizmy błony śluzowej jamy ustnej. Journal of Dental Science. 2005; 20:262-9.
15. Bhadbhade SJ. Acharya AB, Rodrigues SV, Thakur SL. Skuteczność anyplaque płynu do płukania jamy ustnej granatu. Kwintesencja Int. 2011; 4229-36
252.
16. Sastravaha G, Yontuengnit P., Booncong P, Sangtherapitikul P. Adiunktyczne leczenie periodontologiczne ekstraktami Centella asiatica i Pumica granatum. Wstępne badania. J Int Acad Periodontol. 2003; 5: 106-15.
17. Sastravaaha G, Gassmann G, Sangtherapitikul P, Grimm WD. Adiunkturalne leczenie periodontologiczne ekstraktami z Centella asiatica i Punica granatum w terapii periodontologicznej wspomagającej. J Int Acad Periodontol. 2005; 7:70-9
18. DiSilvestro RA, DiSilvestro DJ DiSilvestro DJ. Wpływ płukania ekstraktu z granatu z jamy ustnej na ślinę jest istotny z punktu widzenia ryzyka zapalenia dziąseł. Phytother Res. 2009; 23:1123-7.
19. Nomura Y. Tamaki Y, Tanaka T, Arakawa H, Tsurumoto A, Kirimura K, et al. Badanie przesiewowe zapalenia przyzębia za pomocą testów na obecność enzymów ślinianek. J Oral Sci. 2006; 48:177-83.
20. Narhi TO, Tenovuo J, Ainamo A, Vilja P. Czynniki przeciwdrobnoustrojowe, kwas sialowy i stężenie białka w całej ślinie osób starszych. Scan J Den Res. 1994; 102:120-5.
21. Badria FA, Zidan OA. Naturalne produkty do zapobiegania próchnicy zębów. J Med Food. 2004; 7: 381-4.

22. Pereira JV, Silva SC, Filho LS, Higino JS. Przeciwdrobnoustrojowe działanie wyciągu alkoholowego z Punica granatum Linn. na mikroorganizmy tworzące płytkę nazębną. Periodontologia Rex. 2001:12:57-64.

***Corresponding author Aiswarya Dileep:** Katedra periodontologii, szkoła i szpital stomatologiczny Rajarajeswari, Bangalore, Indie; e-mail: dileepaiswarya438@gmail.com

23. Pereira JN, Pereira MSV, Sampo FC, Sampio MCC, Alves PM., Araujo CRF, et al. In vitro anibakteryjne i adherencyjne działanie ekstraktu Punica granatum Linn. Na mikroorganizmach błony śluzowej zębów. J. Braz. Pharmacogn. 2006; 16: 88-93.
24. Menezes SM, Cordeiro LN, Viana GS. Ekstrakt z granatu pumica granatum (granat) jest aktywny przeciwko płytce nazębnej. J Herb Pharmacother. 2006; 6: 79-92.
25. Vahubi S. Najafi E, Alizadeh S. Przeciwdrobnoustrojowe działanie niektórych esencji ziołowych na patogeny jamy ustnej. J Med Rośliny Res.2011; 5:4870-4878.
26. Kote S, Kote S, Nagesh L. Wpływ soku z granatu na mikroorganizmy płytki nazębnej (streptokokci i Lactobacilli) Anc Sci Life. 2011; 31:49-5.
27. Ahuja S, Dodwad V, Kukreja BI, Mehra P, Kukreja BJ, Mehra P, Kukreja P. Porównawcza ocena skuteczności Punica granatum i chlorheksydyny na płytce nazębnej i zapaleniu dziąseł. J Int Clin Dent Res Organ. 2011; 3: 29-32.
28. Mazumdar M. Chatterjee A, Majumdar S, Chandrika M, Patki PS. Ocena bezpieczeństwa i skuteczności kompletnej pielęgnacji pasty ziołowej do zębów w zwalczaniu płytki nazębnej, krwawienia z dziąseł i chorób przyzębia. J Homeop Ayur Med. 2013; 2: 124-127.
29. Dye BA, Kruszon-Moran D, McQuillan G. Związek między atrybutami choroby przyzębia a zakażeniem Helicobacter pylori wśród dorosłych w Stanach Zjednoczonych. Am J. Zdrowie publiczne. 2002; 92: 1809-15.
30. Umeda M, Kobayashi H, Takeuchi Y, Hayashi J. Morotome-Hayashi Y, Yano K et al. Wysoka częstość występowania Helicobacter pylori wykryta przez PCR w jamach ustnych pacjentów z paradontozą. J Periodontol. 2003; 74:129-34.
31. Gebara EC, Pannuti C, Faria CM, Chehter L, Mayer MP, Lima LA. Występowanie Helicobacter pylori wykrywane przez reakcję łańcuchową polimerazy w jamie ustnej pacjentów z paradontozą. Doustny Microbiol Immunol. 2004; 19:277-80.
32. Riggio MP, Lennon A. Identyfikacja metodą PCR Helicobacter pylori w płytce poddziąsłowej u dorosłych pacjentów z paradontozą. J Med Microbiol. 1999: 48:317-22.
33. Hajimahmoodi M. Shams-Ardakani M, Saniee P, Siavoshi F, Mehrabani M, Hoseinzadeh H, et al. Aktywność antybakteryjna in vitro niektórych irańskich roślin leczniczych wydobywa się przeciwko Helicobacter pylori. Nat Prod Res.2011; 25:1059-66.
34. Shertbini GiT. Shoukry NM. In vitro wpływ ekstraktu ze skórki granatu na Trichomonas tenax. Life Sci J. 2012; 9: 791-7.

***Corresponding author Aiswarya Dileep:** Katedra periodontologii, szkoła i szpital stomatologiczny Rajarajeswari, Bangalore, Indie; e-mail: dileepaiswarya438@gmail.com

35. Nema N, Arjariya S. Bairagi S, Jha M. Kharya MD. In vivo miejscowe działanie lecznicze ekstraktów skórki punica granatum na szczurach. American Journal of Phytomedicine and Clinical Therapeutics. 2013; 1:195-200.
36. Piosenkarz AJ, Clark RA. Uzdrawianie ran skórnych. N Eng J Med. 1999; 341:738-746.
37. Yan H, Peng KJ, Wang QL, Gu ZY. Lu YQ, Zhao J i in. Wpływ żelu z peelingu granatowego na gojenie się ran skórnych u szczurów cukrzycowych indukowanych przez alloksan. Chin Med J (Anglia) 2013; 126: 1700-6.
38. Hayouni EA, Miled K. Boubaker S, Bellasfar Z, Abedrabba M, Iwaski H, et al. Hydroalkoholowy ekstrakt z Punica granatum L. peelingi o zwiększonym potencjale gojenia in vivo na rany skórne. Fitomedycyna. 2011; 18: 976-984.
39. Morgan C, Nigam Y. Czynniki pochodzenia naturalnego i ich rola w promowaniu angiogenezy w leczeniu przewlekłych ran. Angiogeneza. 2013: 16:493-502.
40. Quirynen M, Teughels W, Haake SK, Newman MG. Mikrobiologia chorób przyzębia. W środku: Giannobile WV, redaktor naczelny. Kliniczna periodontologia Carranzy. Dziesiąta edycja. Missouri: WB Saunders Company 2006;13-69.
41. Howell AB, D'Souza DH. Granat: Działanie na bakterie i wirusy, które mają wpływ na zdrowie człowieka. Evid Based Complemient Alternat Med 2013; 60: 621-623.

***Corresponding author Aiswarya Dileep:** Katedra periodontologii, szkoła i szpital stomatologiczny Rajarajeswari, Bangalore, Indie; e-mail: dileepaiswarya438@gmail.com

ZAŁĄCZNIK II

WYKAZ SKRÓTÓW

β-TCP	β- fosforan trójwapniowy
5-HT	5-hydroksytryptamina
ABL	Utrata kości wyrostka zębodołowego
ACTH	hormon adrenokortykotropowy
ACS	Wchłanialna gąbka kolagenowa
AktR-II	Receptor aktywiny typu II
AIIMS	Cały Indyjski Instytut Nauk Medycznych
ALK-2	Receptor aktywiny jak kinaza 2.
ANUG	Ostre martwicze wrzodziejące wrzodziejące zapalenie dziąseł
AOL	Sztuka życia
AR	Receptory androgenowe
BAMBI	BMP i inhibitor membranowy związany z aktywiną
BDI	Inwentarz Depresji Becka
BMI	Indeks masy ciała (Boody Mass Index)
BMP	Morfogeniczne białka kostne
BDNF	Czynnik neurotroficzny pochodzący z mózgu
BMD	Gęstość mineralna kości
CIŚNIENIE TĘTNICZE	Ciśnienie krwi
CAM	Medycyna uzupełniająca i alternatywna
CBSM	zarządzanie stresem poznawczo-behawioralnym w ramach zarządzania stresem poznawczym
KRĄŻEK	Klaster zróżnicowania
28	
CDMP	Białko morfogeniczne pochodzące od chrząstki Białko morfogeniczne

***Corresponding author Aiswarya Dileep:** Katedra periodontologii, szkoła i szpital stomatologiczny Rajarajeswari, Bangalore, Indie; e-mail: dileepaiswarya438@gmail.com

CFU	Jednostka tworząca kolonie
CNS	Centralny układ nerwowy
CRH	hormon uwalniający kortykotropinę
CVD	Choroba sercowo-naczyniowa
CT	Komputerowa tomgrafia.
DBM	Matryca kości zdemineralizowanych
DBP	Ciśnienie rozkurczowe krwi
DHEA-S	Dehydroepiandrosteron - siarczan dehydroepiandrosteronu
DNA	Kwas dezoksyrybonukleinowy
DXA	Absorpcjometria rentgenowska dwuenergetyczna
EKG	Elektrokardiografia
ECM	Matryca pozakomórkowa
ECT	Terapia elektrokonwulsyjna
EEG	Elektroencefalogram
EKG	Elektrokardiografia
EMD	Pochodne matrycy emalii
ELISA	Enzyme Linked Immunosorbent Assay
ER	Receptor estrogenowy
ERP	Potencjał związany ze zdarzeniem
ES	Stres badawczy

***Corresponding author Aiswarya Dileep:** Katedra periodontologii, szkoła i szpital stomatologiczny Rajarajeswari, Bangalore, Indie; e-mail: dileepaiswarya438@gmail.com

TYLNA STRONA OKŁADKI - KRÓTKI ZAPIS

MEDYCYNA ZINTEGROWANA I PERIODONTOLOGIA

Najważniejsze elementy książki

- Doskonała książka o zintegrowanej medycynie w periodontologii
- Daje pełny przegląd i rolę medycyny zintegrowanej, tj. inżynierii wewnętrznej i ziół na choroby związane z periodontologią.
- Opisuje szczegółowo potrzebę i znaczenie każdego z ziół.
- Obszerne referencje dla najbardziej aktualnych zasobów dostępnych na potrzeby dodatkowych badań.
- Systematyczna kolejność rozdziałów z "Streszczeniem" i "Zakończeniem".
- Obejmuje wszystkie rozdziały związane z SPT, zarówno na poziomie licencjackim, jak i podyplomowym, nauczycieli akademickich i lekarzy ogólnych.

***Corresponding author Aiswarya Dileep:** Katedra periodontologii, szkoła i szpital stomatologiczny Rajarajeswari, Bangalore, Indie; e-mail: dileepaiswarya438@gmail.com

O AUTORZE

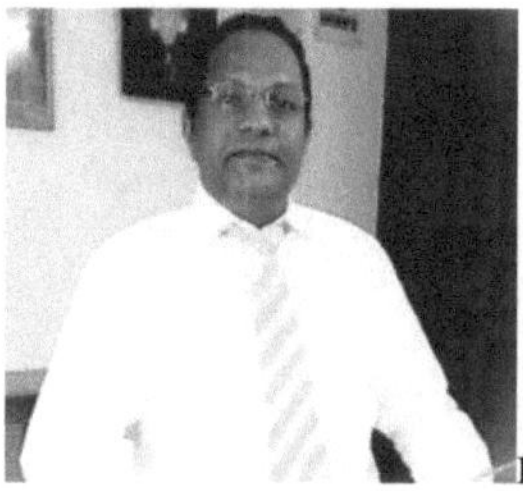Profesor Krishna Kripal. B Sc, BDS, MDS, MDS, FAGE

Ukończył College of Dental Surgery, Mangalore, Indie, w

1995 Ukończył studia magisterskie w periodonto logy z M R Ambedkar.

Dental College and hospital, Bengaluru, Indie, w 2001 roku. Ma kilka

Publikacje w indeksowanych czasopismach krajowych i międzynarodowych, a także ma

przyczyniły się do powstania ziołowego materiału regeneracyjnego kości.

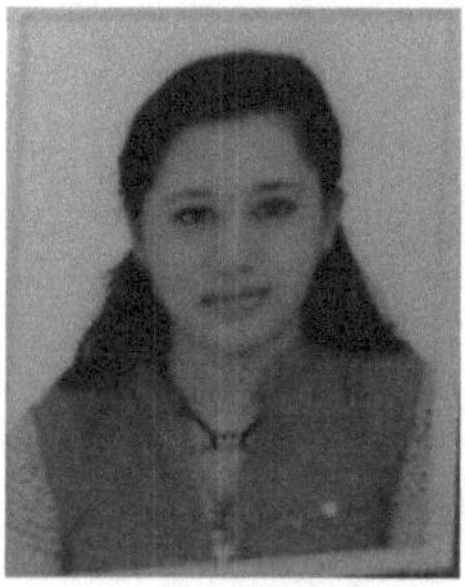

Dr. Aiswarya Dileep ukończył College of Dental Sciences Davangere, Karnataka, Indie oraz studia magisterskie na kierunku Periodontologia i Implantologia w Rajarajeswari Dental College and Hospital, Bangalore, Indie. Wygłaszała referaty na różnych krajowych i międzynarodowych konferencjach, które zostały uznane i wyróżnione nagrodami. Jest aktywnie zaangażowana w wiele projektów badawczych. Ma na swoim koncie wiele publikacji w różnych krajowych i międzynarodowych czasopismach indeksowanych. Jest jednym z autorów opracowania ziołowego materiału regeneracyjnego kości, który został opatentowany i opublikowany w "Gazette of India".

***Corresponding author Aiswarya Dileep:** Katedra periodontologii, szkoła i szpital stomatologiczny Rajarajeswari, Bangalore, Indie; e-mail: dileepaiswarya438@gmail.com

Kolibri 360 GmbH
Ferdinand-Jühlke-Straße 7
99095 Erfurt, Deutschland
produktsicherheit@kolibri360.de

Druck:
CPI Druckdienstleistungen GmbH
im Auftrag der
Kolibri 360 GmbH
Ferdinand-Jühlke-Str. 7
99095 Erfurt